「余命3カ月」のウソ

近藤 誠
Kondo Makoto

ベスト新書
401

はじめに

余命3カ月？　いま元気なら、すぐには死にません

「ドクター。余命1カ月と言われましたが、とても今月中には治療代1000ドルを払えません」「よろしい。では6カ月にしましょう」（アメリカのジョーク）

どこの国でも、医者の余命宣告の多くは、いいかげんです。

なぜなら、余命を言う病気は圧倒的に「がん」が多いのですが、これほどまぎらわしく、人によって病状の進み方が全く違う病気はないからです。

しかし最近、『余命○カ月の……』『がん「余命半年」からの……』など、余命宣告にまつわるドラマや本の話をよく耳にします。余命を言う医者が、増えているのでしょう。

中でも「余命3カ月」の告知が、ブームのように広がっているようです。

ある日、見知らぬ人から電話で「進行膵《すい》がんで余命3カ月って言われました」と相談

を受けたので「いや、いま元気だったら、3カ月で死ぬわけないですよ」。すると次の日、また別の知らない人から電話があって「早期の膵がんで余命3カ月と言われました」。

このように、がんの初期にも進行期にも、末期にも、そして転移があってもなくても「余命3カ月」が乱発されている。

しかし、今ふつうに歩けるならば、人はすぐには死にません。

がんの治療で、余命3カ月に

僕は、慶應大学病院の外来で最長23年以上にわたり、「がんを治療しない」患者さんを診てきました。全部で150人以上に及びます。その中に、初診にふつうに歩いてみえて、3カ月どころか1年以内に逝ったというケースさえ、ひとつもありません。

スキルス胃がんは悪性度が高く進行が速いとされ、見つかると同時に「余命3カ月」と言われる患者さんも多いと聞きます。しかし「治療しない」と決めた僕の患者さんには、診断から数カ月で亡くなった方は皆無。逆に、スキルス胃がんを抱えてふつうに仕事や好きなことを続けて、3年から9年も生きた方は何人もいます。

治療をしなければ、がんは最後まで頭がはっきりしていて、対処法を間違えなければ、体もわりと動きます。全く痛まないがんも多い。痛みが出てもコントロールできます。

元気な人が、あっという間に変わり果てた姿で逝くのは、がんの治療のせいです。

思いだしてください。スキルス胃がんの大手術から3カ月で逝った、ニュースキャスターの逸見政孝さん。肺がんの抗がん剤治療を始めて2カ月半で逝った、芸能リポーターの、梨元勝さん。食道がんの手術から4カ月で逝った、歌舞伎役者の中村勘三郎さん。

今まで活躍していた人が、検診や人間ドックでがんと診断され、「治療に専念します」と言ってすぐ逝ってしまう……。有名無名を問わず、「またか」というほど多いですね。

医者がすすめる「がんの治療」で、余命3カ月にさせられた悲劇です。

がんが恐ろしいのではない。「がんの治療」が恐ろしいのです。

僕が余命宣告しない理由

世間には「がんは放っておくとみるみる大きくなり、全身に転移して、ひどい痛みにうめきながら死に至る」という強い思い込みがあります。だから「がん」と言われると

「早く切らねば」とあせり、余命宣告に震え上がって、「命が延びるなら、なんでもやります！」と、医者に命を預けてしまう。医者の思うツボです。

僕はこの20年以上、「がんは切らずに治る」「抗がん剤は効かない」「健診は百害あって一利なし」「がんは原則として放置したほうがいい」と言い続けてきました。

ひとつ、覚えておいてほしいのは「痛い、苦しい、食べられない」などの自覚症状がないのに、会社の検診や人間ドックで見つかったがんはほとんど「もどき」です。

マンモグラフィ（乳房X線検査）だけで見つかる乳がんも、99％以上がんもどきなのに、乳房を丸ごと切り取る手術が広く行われています。気をつけてください。

もし本物のがんでも、苦痛がないなら治療しないほうが、穏やかに長生きできます。

日本人のがんの9割は胃がん、肺がん、子宮がんなど、かたまりをつくる「固形がん」です。固形がんは切除手術や抗がん剤で治ることはないし、延命効果さえ実証されていないのです。

僕は40年以上、医者をやっていますが、余命宣告は一度もしたことがありません。

僕が数カ月単位で余命を判断できるのは、がんが転移して増大し、「あと1カ月もつかどうか」という段階。体力ががんに負けて足腰が立たなくなったり、肺や肝臓などの重要臓器をがん腫瘤が占めて、呼吸や食べることがつらくなったときです。

でも患者さんの半数はそこから、2カ月、3カ月と命をつないでいかれます。病状は同じでも、命の持ち時間は人によって全く違う。余命宣告なんて、とてもできません。

簡単に「余命3カ月」と言う医者は、誠意がないか、知識がない。あるいはウソをついています。余命3カ月のウソに、これからメスを入れます。

近藤　誠

目次

第2章　余命とはなにか

第3章　がんとはなにか

第4章　余命を縮める抗がん剤の正体

第5章　予防医学が余命を削る！

第6章　限られた余命を、どう生きるか

●企画・構成　日高あつ子
●写真提供　©Oliver Ruether/plainpicture/amanaimages
●カバーデザイン　木村慎二郎

第1章

偽りだらけの余命宣告

医者が、余命を短く言う理由

医者が余命を宣告するときはたいてい、短めに伝えます。

だから、余命を言われた人の6割近くは、宣告より長く生きています（P19参照）。

なぜ、余命宣告は短めなのか。

ひとつには、患者さんが万一早く亡くなられた場合に、家族などからとがめられないように、つまりリスクヘッジのために、最悪の場合を想定して伝えるから。

「1年は大丈夫です」と言っておいて、3カ月で患者さんが亡くなったら、医者として面目が立たない。また生存データを見せて「同じ病状の患者さんは1年前後で亡くなられているケースが多いです。しかしがんは個人差が大きい。こんなに長生きしている人もいますよ」と正しく伝えると、患者さんを治療に追い込むには、迫力に欠けます。

それで「治療しないと余命3カ月」とキッパリ短く言いきったり、ひどい医者は「放っておくと明日、亡くなってもおかしくない状態」などと脅しにかかるわけです。

なぜ、そうまでして治療をさせたいのか。治療をしないと医者としての仕事がなくなって、暮らしていけないからです。「おまんまの食い上げ」は、誰だって困ります。

がんと余命宣告にまつわるアンケート結果

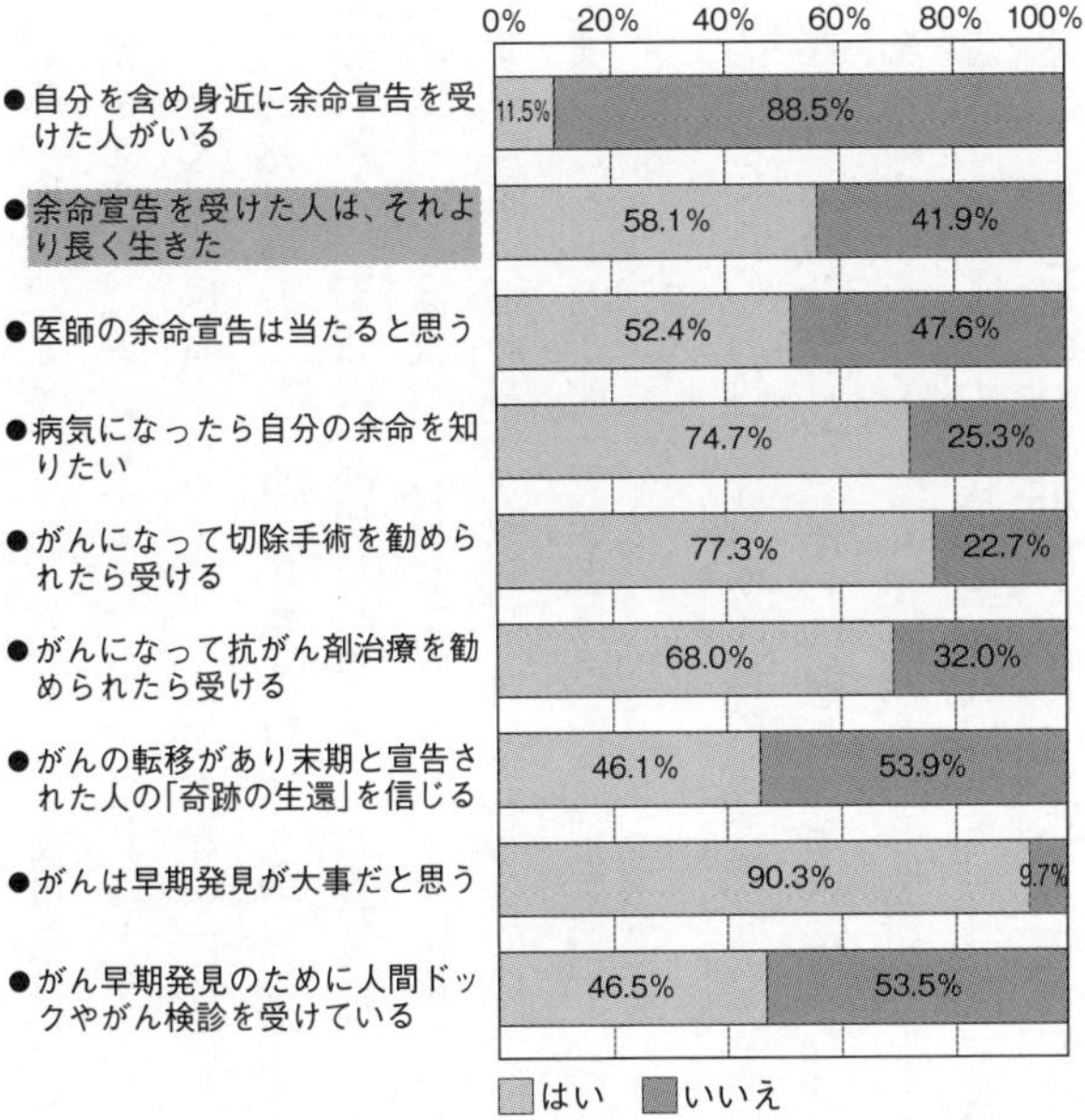

弊社調べ（269人にネットアンケートを実施）

※本書の製作にあたり、「がん」に関するアンケートを実施いたしました。
結果の一覧は、P179～に掲載しています。

治療が命綱の医者にとって、余命は短く言えば言うほど「うまみ」が増します。

まず、治療をやりたい放題やるために、これほど重宝な道具はありません。患者さんも家族も、多くは「医者がウソをつくはずがない」と信じていますから、「余命3カ月」と奈落に突き落とされ、「でも、手術や抗がん剤で治療すれば2年は生きられる」と希望を与えられると、「先生にお任せします」とすがりついてしまう。

その裏には「がんは放っておくとあっという間に死ぬ」という、思い込みがあります。がんと聞いて頭に浮かぶ一文字をアンケートしたら、多くの人が「死」「悪」「苦」「怖」等と答えました（P21参照）。医者はその恐怖を逆手にとって余命を短く言うほど、脅しが効き、治療しやすくなる。

そして万一、手術の合併症や抗がん剤の毒で患者さんが亡くなったときも、遺族に「もともと手遅れで余命3カ月だったし、難しい手術になると言われてたから仕方ない。先生方は、あらゆる手を尽くしてくださった」と感謝してもらえます。

逆に、患者さんが宣告より長く生きれば生きるほど「先生のおかげです」と、これもまた、感謝。手術したのが「がんもどき」なら再発も転移もしませんから、「先生に手

●「がん」のイメージを漢字１文字で表してください

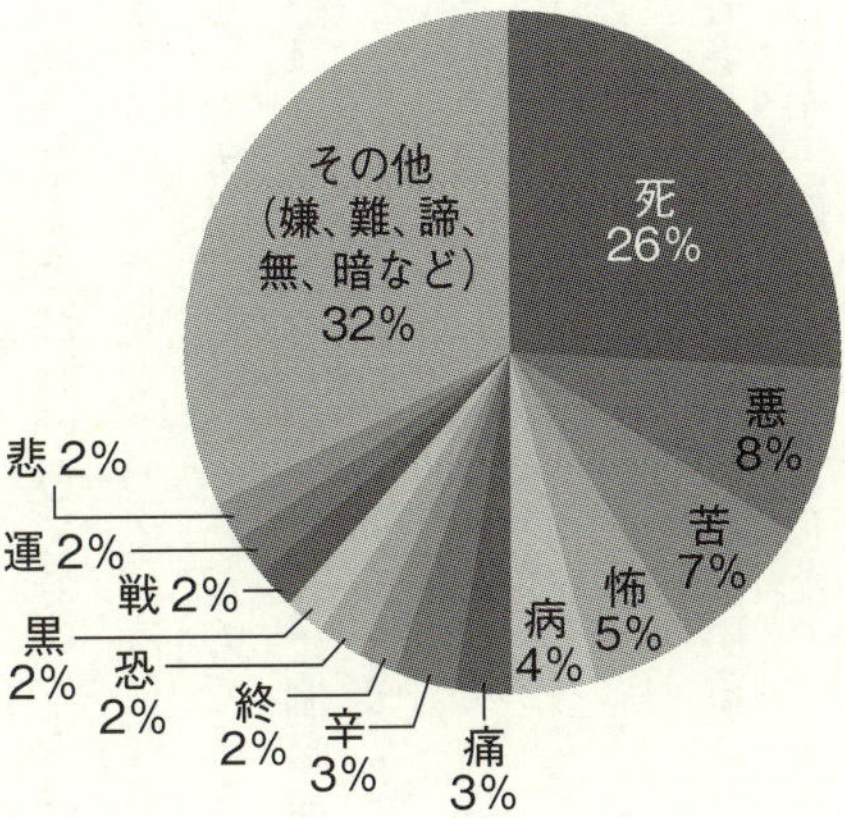

術できれいに取ってもらったおかげで、がんが治った。神の手だ」と称えられます。「余命3カ月宣告」は医者にとって、いいこと尽くめというわけです。

余命宣告の歴史

がん患者への余命宣告の歴史は、実はそう長くないんです。

日本では1980年代まで、本人へのがん告知は、絶対的なタブーでした。だから患者さんに余命を言うこともなかった。そこがまず出発点。

しかし当時の医者は、家族には「がん」という病名と余命を伝えていました。抗がん剤治療をするには家族の同意がいるからです。とにかく治療をさせたい医者にとっては、家族の同意さえとれればＯＫで、本人は二の次にされていました。

まずそういう背景があって、次に医者は、家族を脅してがんの手術にこぎつけようと、余命を「６カ月」と言い始めたのではないか。僕はそう見ています。

医療は宗教や教育と同じように恫喝産業であり、不安産業です。「治療しないと大変なことになりますよ」「こんな状態が続いたら、なにが起きても不思議はない」と、不安をあおるほどファンが増える。そして、医者はヤクザよりタチが悪いんです。ヤクザは素人衆に指を詰めさせたり、殺すことはない。医者は患者を脅して金を巻き上げたあげく、平気で体を不自由にさせたり、死なせてしまうんですから。

患者さんへのがん告知の話に戻ると、さまざまな経緯を経て１９９０年代に本人へのがん告知が一般的になりました。

すると、患者さんは手術にも抗がん剤にも、そう簡単にＯＫしないことも多い。

家族はわりと気楽だけど、本人は自分の体にメスや毒物が加えられるのだから、抵抗感が大きいんです。それをなんとか治療に追い込もうと、「余命３カ月」トークで脅すようになった、というのがひとつあると思います。

それから、1996年に出た拙著『患者よ、がんと闘うな』（文藝春秋）が50万人以上に読まれて、僕があちこちで「手術なんて役に立たない」とか「がんの9割に抗がん剤は効かない」と言うものだから、やりにくくなって「余命3カ月」と言いだした医者も、いるかもしれません。

あるいは単に「患者を脅かせばどうにでもなる。余命6カ月と言うより、3カ月と言ったほうが手ごたえがいいや」と、出まかせで言っている医者も多いでしょう。

いずれにせよ、患者さんに聞かれてもいないのに「余命3カ月」と決めつける医者の目的は、「患者を治療に追い込むための脅し」です。

きょう元気でごはんもおいしい患者さんに「余命1カ月」というのはあまりにウソっぽい。6カ月では間延びする。「3カ月」は長すぎず短すぎず、脅すにはピッタリです。

余命の診断に3カ月以上かかる

では、がん患者さんが「自分はあとどのぐらい生きられるのか知りたい」と強く望み、医者が誠意ある余命診断をしようとするときは？

がんは、それ自体が毒素を出したり痛んだりする病気ではありません。

がんが人の命を奪うのは、肺、食道、肝臓、脳などの重要臓器でしこり（がんの腫瘤）が増大して臓器や器官をふさぎ、呼吸などの生命活動が損なわれたときです。

ひとつ例を挙げると大腸がんの場合、まともな医者が余命を言うのはほとんど、肝転移があるときです。しかし転移の個数や大きさは、患者によってマチマチです。

また、がんの病巣が大きくなるスピードは、患者さんによって全く異なります。

だから余命を正確に判断するためには、増大スピードを調べる必要があります。その観察に、3カ月以上かかります。

なぜなら、がんは意外にのんびり屋だからです。

かなり前から、しきりに「がんの早期発見」が叫ばれていますが、いまの検診で見つけられるがんはほぼ、直径1センチ前後に育ってから。がん細胞が生まれてから検診などで見つかるまでに、平均10～30年もかかり、「早期発見」時点で、がん細胞はすでに10億個前後にまで増えています。

人間の一生にたとえるなら、がんが発見されるのはシニア期。10〜30年もかけて、ようやく1センチに育ってきたがんの増大スピードを調べるには、少なくとも数カ月の観察が必要です。

たとえば肝転移で命が危なくなるのは、肝臓体積の8割程度を、転移病巣が占めるようになったときです。

そこで数カ月の間隔をあけて、超音波検査をしたり、CTで病巣の大きさの推移を計測して、がんの増大スピードを測ります。すると「いつごろ肝臓体積の8割程度を転移病巣が占めるようになるか」が割り出せます。となると、少なくとも3カ月以上の間隔をとって、がんの増大スピードを調べる作業が必要になります。

こうした作業を経ないで下された余命判断は、全くあてになりません。

病院に歩いてみえた患者さんに、初診や、初診から間もなく「余命3カ月」と宣告するような医者は、詐欺師です。

5年生存率と、20年目の転移・再発

がんでよく「5年生存率」が言われます。一般的に、がんの治療をはじめて5年間生きていれば、治ったとみなされるからです。

なぜか。本物のがんでは多くの場合、治療しても体内に残ったがん細胞、がん組織が2〜3年以内に、検査で見つかる大きさに育ってくるからです。これが「再発」です。

体内にがんが潜んでいても、小さくて見つからなければ、再発とはいいません。

ただし、腎がん、前立腺がん、甲状腺がん、乳がんなどは、成長がゆっくりなので、10年以上たたないと「治った」と言えないケースもあります。

特に乳がんは進行がとてもスローなタイプがあり、ごくまれに、「20年目、30年目の転移・再発」が起きます。

がん細胞がある期間、冬眠のように眠り続けるのではないかとも、推測されています。しかも、眠りからさめるとがんの性質が変わり、進行が早くなることが多い。

スーちゃんこと故・田中好子さんは1992年に乳がんと診断され、手術で左乳房の腫瘍を切除しました。報道によるとその後はずっと年に数回、定期健診を受けていまし

た。右の乳房にもがんが見つかりましたが放射線で治療し、女優として活躍し続けました。がんが乳房内にとどまっている限りは、どう育っても命にはかかわりません。

しかしスーちゃんの場合は、最初に乳がんと診断されてから19年目に、肺や肝臓への転移が見つかり、あっという間に命の灯を吹き消されてしまった。

「映画にもっと出たかった。テレビでもっと演じたかった。もっともっと女優を続けたかった」という悲痛なメッセージを遺して、2011年に亡くなりました。

スーちゃんの「19年目の転移と急逝」は、全国の乳がん患者さんを震撼させました。ただこれは、僕が今まで数千人の乳がん患者さんの経過を見てきた中でも、数百人にひとりという特殊ケースです。

それとは別に「発見された時期」の問題もあります。最近はCTなどで小さいがんが見つかり、治療が始まることも多い。しかし本物のがんはどんなに早期発見・早期治療をしても、それよりはるか前、最初のがん幹細胞が生まれた瞬間に、宿主《しゅくしゅ》の命を奪う時期がほぼ決まっています。ただ、発見が早まった分、見かけ上の生存期間が延びるので、「10年生存率」を見ないと治ったと言いきれないケースも増えています。

ケーススタディ　がんを治療しないとどうなるか

僕はこれまで、がんを治療しない患者さんを150人以上、最長23年にわたって定期的に診てきました。

1980年代に著作活動を始めると、「がんと診断されたけど、しばらく様子を見たい」「治療したくない」という方が、僕の外来を訪れるようになったからです。

がんの種類は胃がん、肺がん、前立腺がん、乳がん、子宮がん等さまざまで、進行度も早期がん、進行がん、転移がん等、いろいろでした。

自覚症状がない患者さんは、お申し出どおり、ただ経過を観察してきました。一方、「痛い」「呼吸がつらい」「飲み込みにくい」などの症状がある方には、痛みを抑えたり、少しでもラクになる治療をすすめてきました。

結論。がんは苦痛等の症状がない限り、治療しないで様子を見るのがいちばん快適に長生きできる。

この「がん放置療法」は、世界で最も新しいがんの治療法であり、最善の対処法と確信しています。

僕が「ずっと慶應大学病院の外来で診てきた」という点は、信憑性の面で重要です。がん専門病院と肩を並べる設備をととのえ、がん治療を推進している巨大組織ですから、いいかげんながん診断は通りません。世間の「がんが消えた」話は、レントゲンで肺に影が見えただけで「転移がん」と思い込むなど、診断が甘いものばかりです。

巨大な大学病院の一外来で、これほど多様ながんを最大23年も、治療しないで、ただ観察してきた。こういう例は、世界中を見わたしてもほかにないでしょう。

「わたしはがんを治療しない」と心に決めた患者さんたちのその後は、まさに十人十色です。その中から、実質的に余命告知された人たちの実例を紹介します。

ケース1 CT検査で肺がんが見つかり「すでに4期で全身に転移」→3年9カ月生存

Aさんは診断時64歳。2008年2月に健診でぜんそくの疑いがあると言われて、C

T検査を受けました。

担当医に「がんの疑い」を指摘されて、5月に国立がん研究センターへ。肺機能検査や胸部、腹部に造影剤を入れて行うCT検査などのあと、のどに麻酔をかけて行う気管支鏡検査で細胞の一部を取って、病理検査が行われました。

そして「肺がんの中の浸潤性腺がん。初発は右肺で、病巣は直径3センチ。すでに4期でリンパ節に転移し、がんが全身に回ってしまっている。手術はできない。抗がん剤か放射線で治療するしかない」と、告げられました。

手術ができない、進行した肺がんの生存期間中央値は、3期では16カ月、4期になると、10カ月とされています。もっと早く亡くなる方も多いので、医者は余命を「1カ月」「3カ月」「半年」などと告げることが多くなります。

Aさんも担当医の口ぶりから、余命は月単位と目の前がまっ暗になり、同僚に打ち明けたら「自宅で逝った父親も肺がんで、主治医が近藤誠さんだった。これ読んでみたら」と僕の本を紹介されたそうです。

「読み終わったとき、治療しないほうが長生きしそうだと思った」と、外来にみえました。

Aさんに余命を問われたので、僕は「データを重ね合わせると、一般にこの段階の患者さんが1年生きられる確率は、50％です。この状態だと手術はできず、放射線をかける治療も、ますます命を短くする可能性があります。痛みが出るなど、なにかあったらいつでも来てください」とお伝えしました。

僕の説明を聞いて、Aさんは「この先生に賭けてみよう」と決めたそうです。それから1カ月に1回、僕のところにみえるようになりました。

2009年12月に、肋骨に転移して右胸の痛みが出てきたので、放射線を10回、計20グレイ（Gy）当てて、それは非常によく効きました。

「近藤先生はギリギリまで待って、痛みが出てきたら検査をして、痛みを抑えるために放射線治療を行うという感じですね」とAさんに言われました。

その時点で、Aさんのがんが見つかってから1年半が経過していたので「データから言うと、2年を超えて生きられる確率は20％、3年を超えて生きられるのは10％の確率です。長期生存記録をつくってください」とお話ししました。

2010年の終わり、肺の状態もひどくなってきたので、放射線を30グレイ当てたけれども、そちらは1回目ほどは効きませんでした。

Aさんはタバコが好きで、「肺に煙が入って行くんだから、体にいいはずがない」と言いながら、呼吸が苦しくなってからも吸い続けました。僕は「しょうがないなぁ。もっとも、精神的にリラックスするのはいいことで、タバコがストレス解消になるなら、それもひとつの方法でしょう」と、強くは止めませんでした。

Aさんは2011年11月、諸臓器へのがんの転移により、亡くなりました。最初に「がんの疑い」を指摘されたときすでに、肺がん末期で全身に転移していた。そこから好きなタバコを吸い続けて確率10％の狭き門をくぐり、3年9カ月も生存されたのです。

ケース2 手術から4カ月で逝った中村勘三郎さん

どれだけくやしかっただろう。歌舞伎役者、故・中村勘三郎さんの無念を思うたび、胸が詰まります。人間ドックで食道がんが見つかり、手術からわずか4カ月で、肺炎から急性呼吸窮迫症候群（ARDS）を引き起こして、亡くなってしまいました。

入院前日にはゴルフコンペを催して準優勝したほど、気力も体力も充実していたのに。勘三郎さんは歌舞伎界を背負って大志を抱き、舞台に燃えていました。「まだやりたいことがある。後進に伝えたいこともたくさんある。生きたい」と切に願っていました。なのに、無残に医者たちに殺された。そうとしか言えないのです。

歴史に「もし」はない。しかし、書かずにいられません。

もし、人間ドックを受けていなかったら。

もし、がんを見つけられていなかったら。

彼の食道がんは、一般的な増大スピードから言えば、半年から1年で2倍になったかどうか。その段階でも自覚症状はなく、悲願だった新歌舞伎座のこけら落としにも出て、その後も演じ続けていたはずです。

診断を忘れたほうが長生きする

勘三郎さんは、自覚症状がないのに人間ドックで食道がんが見つかりました。

この場合、最も苦しまず長命を得る方法は「がんと診断された事実を忘れて、手術も放射線も抗がん剤も受けない。苦痛が出てきたら、それを抑える治療を行う」ことです。

食道がんはまず粘膜に生まれ、しだいに粘膜層から粘膜下層、筋層へと入り込み、さらに外膜を越えて肺や気管支、大動脈など周囲の重要臓器に達します。

食道がんの特徴は、リンパ節や肺、肝臓、骨などへの転移が起きやすいことです。がんが食道の粘膜下層にとどまり、「初期」と診断されても、すでにリンパ節に転移していることがよくあります。報道によると、勘三郎さんもこのケースでした。

がんは他臓器に転移していたら、どんな治療をしても治りません。一方、食道がんの切除手術は「胸を切り開いて食道を切除し、リンパ節を取り、胃を筒状につり上げて、のど元で縫合する」という、大変大がかりで、最も難しい手術です。

食道がん手術による死亡率は3〜10%にものぼり、後遺症・合併症のリスクも大きく、手術後の5年生存率は1期でも50〜60%。この生存率は手術をしてもしなくても同じなので、手術は無意味です。

もし転移がなければ、それは単なる「がんもどき」なので、様子を見たほうがいい。どちらに転んでも、治療をあせらず様子を見たほうがいいんです。

しかし「やはりどうしても気になるからがんを取りたい」、あるいは「がんが育ってきたから治療を検討したい」、という場合は、手術より放射線治療のほうがずっと体に負担をかけず、死ぬ心配もありません。

放射線治療なら食道を残せて生存率は同じ

報道によれば勘三郎さんは、医者から「放射線治療は手術より再発しやすい」と言われて、手術を選んでいます。これは手術に誘導するために、医者がよく使うトリック。食道を切り取ってしまえば、がんは食道に再発しようがないのですから。

実際は、食道がんの手術は体力を衰えさせて感染症などを招きやすく、傷口にはがんが増殖しやすく、後遺症・合併症も深刻です。

勘三郎さんは、放射線治療にしておけば、食道をそっくり残せました。後遺症もなく、治療後はまた元気に舞台に立てたはずです。そして生存率は、手術と同じかそれ以上です（次頁図1参照 *J. Clin. Oncol.* 2007; 25: 1160）。

食道がんの死因は、肺や肝臓などへの転移によるものがほとんどです。だから、食道

図１　食道がんの治療成績

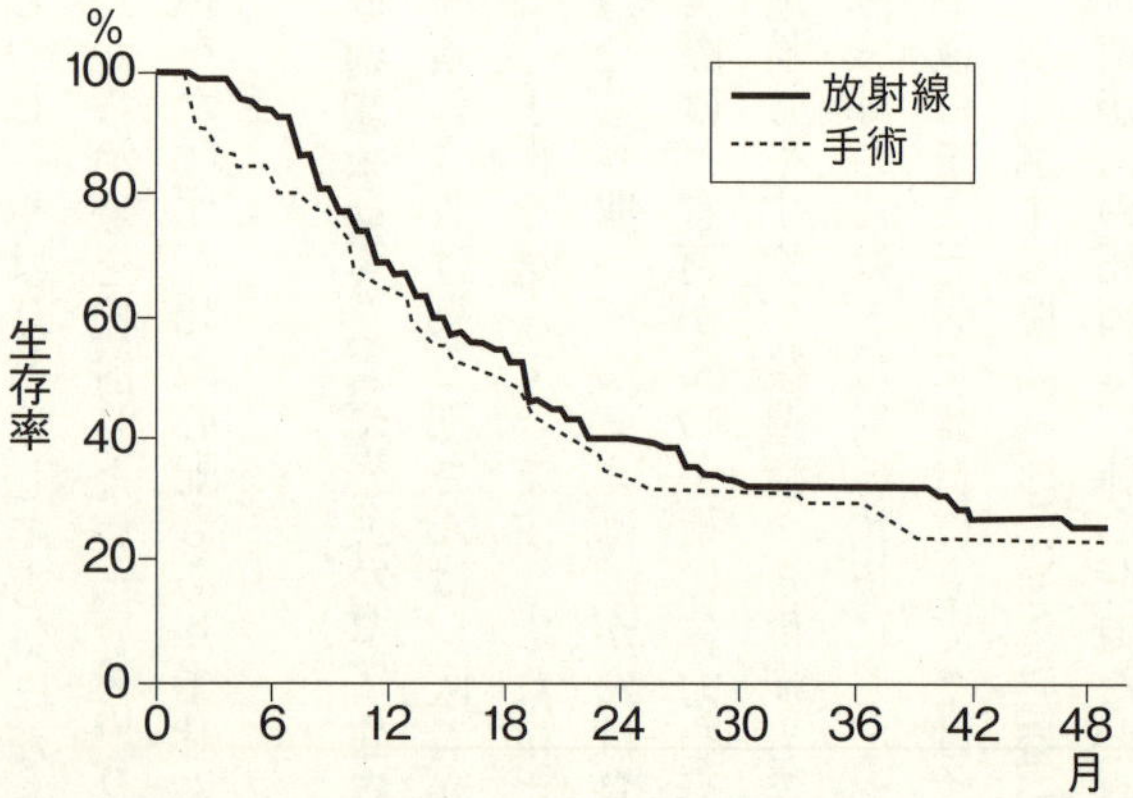

を切除しようと放射線で治療しようと、生存率は変わらない。

手術では、生活の質が大きく損なわれます。勘三郎さんが受けた食道の全摘術（食道を切り取って、胃をのど元まで引き上げる手術）は、体にとって、とてつもない人工的な大けがです。

食道がんの全摘は、最も後遺症・合併症の多い手術とも言われます。ものを飲み込みにくい、食べたものや酸が逆流する、ひどい胸焼け、食べる量が減って激やせする、肺炎などの感染症、食後の腹痛、低血糖の発作、下痢……。術後に抱えるダメージは数えきれません。

放射線治療なら苦痛もダメージもほとんどないのに、患者さんはそういうメリットをはっきり知らされません。説明を担当するのが、手術好きの外科医ですから。

もしも患者さんが放射線治療医に意見を求めても、病院内での立場が弱いので、外科医に遠慮してしまう。だから「放射線は手術よりはるかにダメージが少なく、治療後は今までどおりに活躍できます。生存率も手術と変わりません」とは、なかなかはっきり言えないのです。

それから第4章で詳しくお話ししますが、食道がん、胃がん、肝臓がん、乳がんのような固形がんのすべてに、抗がん剤はおすすめできません。延命につながるという実証がないのに毒性が強く、副作用に苦しむことになるからです。

抗がん剤の毒性は、年を重ねるほど、喫煙経験があるほど強く出やすくなります。

治癒率は12%

勘三郎さんは医者たちからどんな説明を受け、どう悩み、手術を受け容れたのか。

テレビのインタビューに答えて、その経緯と、手術の直前まで迷い抜いたことを語り尽くした映像が残っています。身近な人の証言や、新聞・雑誌の検証記事も多く、重ね合わせると、詳しい事情が浮かび上がります。

2012年6月1日に初期の食道がんが見つかってから、12月5日の死に至るまでの、勘三郎さんの軌跡をたどります。

6月1日、勘三郎さんは人間ドックの内視鏡検査を受け、青天のへきれきのように、食道がんが見つかります。築地のがんセンター（国立がん研究センター中央病院）での診断も同じでしたが、医者に「奇跡的な早期発見」と言われています。

6月7日に、がん研有明病院に入院。すぐに手術を受ける予定でした。しかし、入院前の検査で、右肩のリンパ節への転移が見つかってしまいました。

勘三郎さんは医者から「ほかの臓器に転移している率が跳ね上がり、治癒率は30％とか12％と言われた」「（手術で）勝ちに行こうと医者に言われた」と打ち明けています。

医者が2つの数字を言う場合は、たいてい低いほうが真実です。医者は「転移が見つかったということは、実は4期に入っていた。術後の5年生存率は12％」という意味で言ったのでしょう。

現実には、固形がんで転移があったら、完治する見込みはほぼゼロです。

勘三郎さんは「抗がん剤で腫瘍を小さくしてから手術しましょう」と医者に言われ、合計2回、延べ240時間の抗がん剤治療が7月7日まで行われて、退院します。この、術前の抗がん剤投与にも問題が多いんです。第4章で詳しくお伝えします。

手術への不安を語り続けた

そして勘三郎さんは、運命の大手術に向かって、7月25日に再入院します。その数日前、友人たちに「今度、がんの手術をするんだけどさ。ほんとにそれでいいのか。ほかにもいろんな先生の話を聞いたほうがいいのか。悩んじゃうよな」と告白しています。

入院前日には、自らゴルフコンペを催して準優勝。それほど、気力も体力も充実していたということです。食欲も旺盛でした。

手術を2日後にひかえてなお、身近な人やテレビの取材に「内視鏡じゃ無理で、大きな手術になる。あとが大変そうだ。先生方を信じないわけじゃないけど（声帯は食道から近いので）声が出なくなるんじゃないかとか、不安はある。でも先生の話では、いま手術したら新歌舞伎座のこけら落としには出られそうだから……」と、不安な胸の内を訴え続けました。

7月27日、勘三郎さんは、医者に言われた「治る」「勝つ」可能性に命を賭けて、食道の全摘手術を受けました。

手術は大成功。しかし…

医師チームは「手術は大成功。組織検査をして、一個もがんが見つかりませんでした」と高らかに宣言しました。勘三郎さん本人も、手術の翌日には歩いてみせるほど、回復は早かった。

しかし、8月2日に誤嚥《ごえん》（吐いたものや異物を気管に飲み込んでしまうこと）から肺炎を引き起こし、翌3日にはARDS（急性呼吸窮迫症候群）を発症して呼吸困難に陥ります。9月以降は重篤《じゅうとく》な状態が続き、二度の転院にもかかわらず亡くなりました。

これは推測ですが、勘三郎さんのがんは、食道の入り口付近にできていたのではないか。すると首まわりのリンパ節を取るので神経が傷つきやすく、ものを飲み込む機能や、吐いたものが気管にいかないようブロックする機能が落ちるんです。

そして、抗がん剤も肺炎の引き金になったのではないか。肺炎には2つあります。
①細菌やウイルスによる肺炎。抗がん剤で白血球が減るために起きる。
②間質性肺炎。抗がん剤のダメージで、肺胞壁に炎症が起きる。
今から20年前、ニュースキャスターの逸見政孝さんが、悪性度の高いスキルス胃がんであることを世間に公表しました。臓器を3キロも取り出す大手術をし、衰弱した体に抗がん剤治療も加わってやせ衰え、3カ月で亡くなりました。

スキルス胃がんは進行が速いと言われますが、苦痛が出るまでは治療しないで様子を見た僕の患者さんたちは、1年から9年も生きています。

勘三郎さんも、逸見さんも、治療をしなければ、もっともっと生きられたはずです。

治療をいっさい拒んで7年生き、消えるように逝く

勘三郎さんや逸見さんが、治療のせいでどれだけ苦しい思いをしたか、という尊厳の問題もあります。がんは治療せず鎮痛剤を適切に使えば、最後まで痛みません。

僕の患者さんは、食道付近にできた胃がんをいっさい治療せず、普通に暮らしながら

7年生きました。最後はがんが大きくなって食道を狭めてきたので「内視鏡などで食道を少し広げるとラクだし、命も延びると思う」と提案しました。しかし本人は、むかし手術で苦しんだから、絶対になにもしたくないと言うのです。

そして、だんだん食べられなくなっていきましたが、水は最後まで飲むことができた。僕の最後の提案を拒んでから3週間ほどして、亡くなったという知らせが入りました。衰弱死というのか餓死というのか、スーッと消えるような逝き方でした。

逸見さんの死のあとも、「今まで元気だった人が、がんの治療を始めたとたん死んでしまう」悲劇が、有名無名を問わず、どれだけ繰り返されてきたか。どれほど多くの人が、手術や抗がん剤で命を落としてきたことでしょう。

しかし、教訓は生かされることなく20年が過ぎ去り、歌舞伎界の至宝・勘三郎さんもまた、医者の犠牲になって、がんの治療に命を奪われてしまいました。

ケース3 乳がんの乳房全摘手術を断ったら、23年変化なし

勘三郎さんと対照的に、「乳がんの乳房全摘術を断って放っておいたら23年たっても元気」という、僕の患者さんのケースをお伝えします。

これは、マンモグラフィ（乳房のレントゲン撮影）で乳がんが見つかった女性たちの参考になると思います。

会社員のB子さんは1990年、46歳のとき、右の乳房に異常を感じて、大学病院の外科を訪ねました。マンモグラフィで異常が見つかったのは、右でなく左の乳房でした。マンモグラフィ上の乳腺に、白い砂がパラパラまかれたような「微小石灰化」と呼ばれる像が写っていました。その石灰化部位の一部を取り出して顕微鏡で見る、病理検査が行われ、「がんの芽がある。すぐに入院し、乳房全摘術をして乳房ごと切り取ったほうがいい」と医者にすすめられました。

乳がんでは、B子さんのような「芽」のときから、転移が見つかったラストステージの4期まで、どの段階でも、乳房全摘術がよく行われています。

「余命3カ月」と言われることが多いのは4期の患者さんですが、乳房全摘術をすすめられた患者さんに聞くと、ほとんどの人が余命宣告を受けたようなショックを感じています。

手術をいっさいしないという選択

B子さんは手術を断り、僕の「乳房温存療法」に関する著書を読んで92年に外来にみえました。診察では、がんを思わせるようなしこりは触れず、全く正常でした。

しかし大学病院からの紹介状には、生検（皮膚をメスで切り開き、組織を取り出して顕微鏡で見る検査）で「非浸潤性乳管がん。腫瘍内に石灰化を認めます」と書いてあった。

これは別名「乳管内乳がん」と言い、がん細胞が乳管の中にとどまって外に出ないタイプのがんです。B子さんが持参した病理標本を慶應病院で再検査したところ、病理医の診断は「やはり非浸潤性乳管がん。かなり広範囲に広がっている」と記されていました。

僕は、このタイプは「がんもどき」と考えていたので、治療をためらいました。B子さんが手術を望むなら、乳房温存の手術をしてくれる外科医を紹介しようと思いましたが、B子さんは「切りたくない」。そこで半年に1度、受診してもらい、そのつどマンモグラフィを撮ることにしました。

しかし何年たっても、なにも起きないんです。石灰化は広がらないし、しこりも生じてこないので、診察結果はずっと「異常なし」。

それで診察の間隔は1年に1度となり、今では「そろそろ受診をやめたら」と伝えています。B子さんが最初の病院で乳がんと診断されてから、23年になります。

ケース4 スキルス胃がん「無治療」で、10年近くふつうの日常を

日本人の胃がんの1割弱を占める、スキルス胃がん。早期発見が難しく、手術後の3年生存率はほぼゼロに近いという、悪性度の高いがんです。

前述の逸見さんのほか、タレントの故・塩沢ときさんもスキルス胃がんのため胃を全摘しています。その1カ月後に肺転移が見つかり、手術後に半年入院したあと自宅療養していたときに容体が急変して、肺転移から1年後に亡くなっています。

スキルス胃がんが見つかると、数カ月から1年の幅で余命を言われることが多く、一

般的に、胃の全摘術→手術後すぐ、腹膜播種《はしゅ》（米粒大のがんが、種をばらまいたように腹膜に広がる）などの転移が見つかる→治療が可能だと、次から次に手術と抗がん剤治療が課されて衰弱していく→「治療法はもうない」と言われてホスピスなどで死去。

こういう、惨憺《さんたん》たる経過をたどることが多くなります。

闘病のつらさも、患者さんの手記などを見ると「ほんのわずかずつしか食べられない」「食べたあと苦しくて冷や汗が出る」「腹膜転移により腹水が2リットルもたまり、内臓が圧迫されてつらい」「だるさ、疲れ、吐き気でヘトヘト」「カルシウムの吸収力が落ちて、背中を圧迫骨折」「腸閉そくで七転八倒」「横になっても起き上がってもひどく気持ちが悪く、身の置き場がない」「気が狂いそうだ。もういやだ。早くラクになりたい」……と、痛ましい限りです。

症状がないから、手術お断り

僕の患者さんには、スキルス胃がんを治療しないで10年近く平穏に生きた人がいます。

業界誌オーナーのCさんに、会社の定期健診で直径5センチの胃がんが見つかったのは、

1999年、62歳のとき。

場所は大彎《たいわん》（胃が外側に大きくふくらんで湾曲した部分の内側）で、胃壁の粘膜のすぐ下にとどまる2Cの早期胃がん。他臓器への転移はなく、担当医は「すぐ手術を。いまなら治ります」。

しかし、症状が全くなかったのでCさんは「様子を見たい」と手術を断り、僕の外来にみえました。そして「無治療のまま経過を観察していく」ことを決意。

この判断は大正解でした。Cさんのタイプのがんで、胃の大彎にできたものは、手術しても必ずと言っていいほど再発して、2～3年以内に死亡するんです。僕はそのことを、研修医時代に学んでいました。

がんが9センチになっても無症状

Cさんのがんは2002年、腹膜まで達している可能性があると診断されました。しかし本人は元気いっぱいでそれから3年間、エネルギッシュに社長業に取り組みました。

がんは05年から目に見えて大きくなり始め、06年3月には腫瘍がさらに深く浸潤し、患部がクレーター状に変化してきました。

9月の検査で胃がんの長経が9センチになり、腹膜への浸潤・転移も見つかりました。これは腹膜に転移したスキルス胃がんそのもの。Cさんの胃がんは、胃の粘膜の下にもぐるように広がるスキルス胃がんだったのです。

ところが、Cさんの日常生活をさまたげる症状は、なにも出ていなかった。胃袋は大きくて伸縮性があること、がんが胃の入り口（噴門）や出口（幽門）から離れていたことも幸いしたようです。すると9センチに育っても、ふつうに生活できる。こういうケースは、胃がんではそう珍しくないんです。

緩和ケアをしながらロシアや沖縄を旅した

Cさんにがんの症状が出てきたのは、初診後9年目の2008年9月のことでした。まず「最近、大便が細くなっている」と訴えました。これは腹膜に転移したがんが増大し、大腸の内腔を狭くしたことを示しています。

翌2009年1月には「食が細った」「便通が悪い」「ときどき下腹部が痛む」などの

症状も出てきたので、下痢などをやわらげる緩和ケアでしのぐことにしました。

85キロあった体重は70キロに減って体調は衰えていきましたが、緩和ケアがうまくいったので、ロシアや沖縄・石垣島、京都などへの旅行を楽しまれました。

5月に入ると体重が62キロに、6月には52キロになり、8月に会社を知人に譲るなど、人生をしまう準備を進めていかれました。

やがて全身にむくみが生じて、近所の病院に入院。肺に水がたまって呼吸困難になり、10月にモルヒネの投与を受けながら、安らかに逝かれました。

胃がんと診断されてから、ちょうど10年でした。

もしCさんが担当医に言われるまま手術を受けていたら、余命は1年か、もって2年程度だったと思います。

手術さえしなければ、穏やかに死ねる

Cさんは「スキルス胃がんを治療しないと、いかに尊厳が守られ、穏やかに死ねるか」ということも教えてくれました。死の直前に呼吸困難が少しあった以外は、仕事をやり

とげ、旅行を楽しみ、会社をきちんと整理して、人生の最終章を悔いなく過ごすことができました。

治療をした患者さんは臓器を切り取られて苦痛にあえぎ、まともに食べることもできずにやせ衰え、抗がん剤で苦しみ、転移が見つかればまた内臓を切り刻まれます。両方の闘病生活を、比べてみてください。

スキルス胃がんの最後は腸閉そくがおきるのですが、実はその苦痛も、手術をしていないほうがはるかに少ないことがわかっています。

僕は、手術をするとがんが爆発的に増殖し、腸管を狭めるからではないかと推測しています。腹膜にがんが転移しているのに手術をすると、いたるところに傷がついてそこにがん細胞が入り込み、一気に増殖するんです。

腸閉そくになると、食べたものが通りにくいのでお腹が張って苦しく、食べたものを吐いてしまいます。それを緩和するために、鼻からチューブを入れて小腸に通し、腸の内容物を外に出します。しかし、腸を広げられるわけではないので、いったん始めると、ほとんどの場合、チューブは入れっぱなしになります。

逸見政孝さんも、大手術のあとすぐに腸閉そくを発症して苦しみ抜き、一度も退院できずに息を引き取られています。

同じスキルス胃がん末期の腸閉そくでも、手術をしなかった人は、食は細るものの、なんとか自力で飲食できることが多い。鼻チューブはめったに必要ありません。

作家の森瑤子さんは胃の異常を感じてから半年後に診察を受けましたが、すでに胃がんの末期だったので苦痛だけを抑え、3カ月後、穏やかに亡くなりました。

僕は、どんな状態の胃がんでも、切除手術や摘出手術のメリットはなにもないと思います。

以前、治療法が無かった時代には、どんな臓器のがんでも、死は穏やかなものでした。がんが恐ろしい病気と思われているのは、がんの治療のせいです。無意味な手術や抗がん剤治療がもたらす、生き地獄が恐ろしいのです。

第2章

余命とはなにか

余命はとても幅広い

ここで「余命とはなにか」を、おおまかに知っておきましょう。

余命3カ月イコール「あと3カ月ぐらいしか生きられない」ことだと、多くの方が思っています。

医者たちが「治療しなければ、余命3カ月」などと、単純化して言いきっているせいもあります。患者さんは、「治療しないと3カ月で死ぬ」と受け取ってしまいます。

それが、医者の思うツボなのですが。

実は、たとえ末期がんでも、余命の幅は驚くほど広いんです。

がんと診断されたとき、とりわけ再発や進行がんが見つかったときのとてつもないショックを、患者さんたちは「目の前がまっ白になった」「家族のことを思い、涙が止まらなかった」「どうやって家に帰ったか覚えていない」「ただただ、死がこわかった」等と語ります。

さらに余命3カ月と断定されたら、頭の中で「3カ月」が常に点滅して、命のカウントダウンにおびえ続けなければならないでしょう。

しかし、安心してください。がんの治療で殺されない限り、きょうふつうに歩いて病院に来れたのに余命3カ月、ということはありえません。

僕なら患者さんに、

「再発ですが、それだけ元気なら、すぐ亡くなることはありません」「ただ6カ月ぐらいたつと、亡くなる方も少し出てきます」「そして月日がたつに連れて亡くなる人が増えていきますが、ある日突然、全員が亡くなるということはありません」「5年、10年と生存する人も少なくないので、そちらになるよう努めましょう」「がんを治療せず放置している、僕の患者さんたちは、悪名高いスキルス胃がんであっても、1年から10年近く生きています」

などと伝えます。そう、数カ月から10年以上に及ぶほど、余命の幅は長いんです。

生存期間中央値とは

まず「余命とは平均値ではなく、生存期間中央値」であることを、頭に入れましょう。

図２　胃がん・肺がん等のⅢ～Ⅳ期患者の一般的な生存曲線

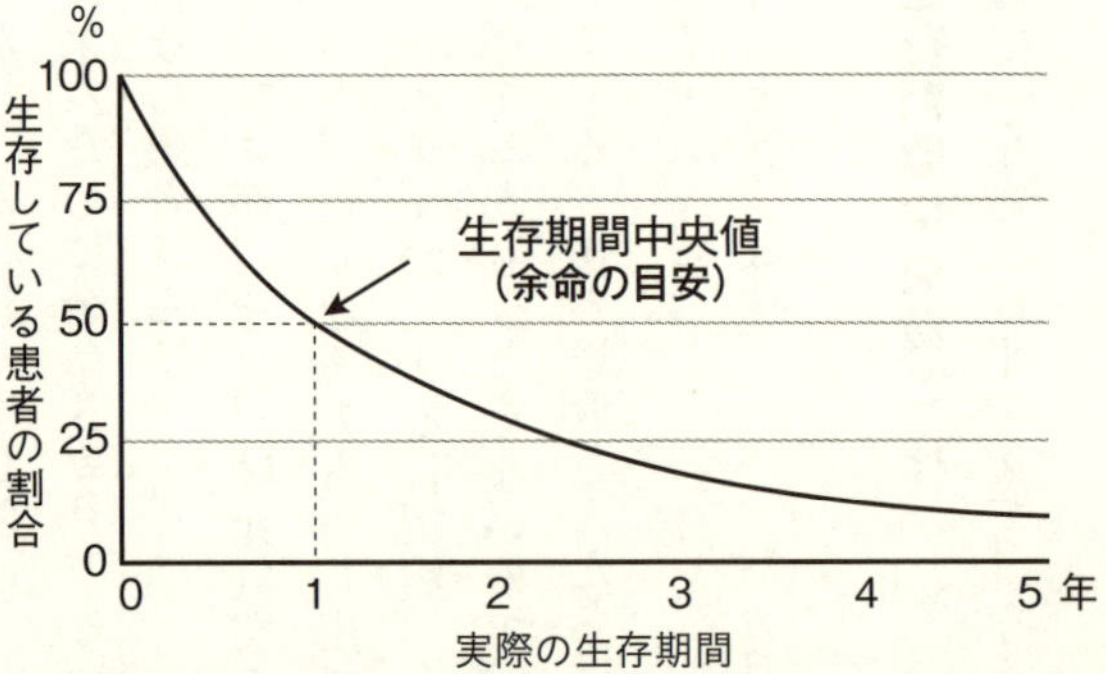

生存期間中央値

生存期間中央値とは、その集団の半分、50％の患者さんが亡くなるまでの期間です。

１００人の患者さんがいたら、50人目の方が亡くなった時点になります。

図2は、胃がんや肺がん患者さんの生存期間を、おおまかにグラフに起こしたものです。

この右肩下がりの曲線を「生存曲線（指数関数曲線）」と呼びます。

胃がん末期では「余命3カ月」と宣告する医者が多いのですが、実際の生存期間中央値は1年前後。もっと早く亡くなる患者さんも、5年生き続ける患者さんもいて、幅広い分布になっています。

図３　リード・タイム・バイアス

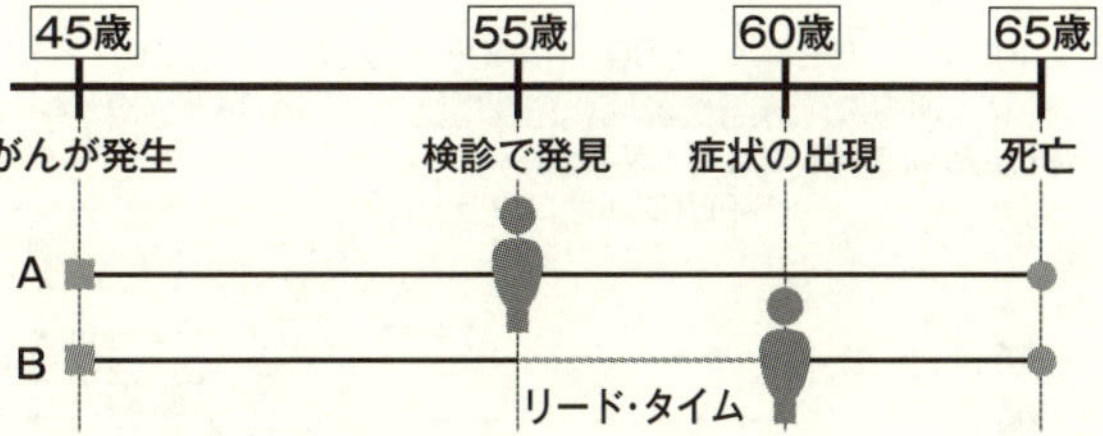

余命の幅は大変広く、治療さえしなければ、宣告よりかなり長生きできる可能性が高いんです。

リード・タイム・バイアスという仕掛け

もうひとつ、検診、余命とかかわりの深いリード・タイム・バイアスを知っておきましょう。

簡単に言えば、「がんの発見が早かった人は遅かった人より、診断がついてからの生存期間が延びる」という、子どもだましのような見かけ上の延命装置が、リード・タイム・バイアスです。国立がん研究センターのサイトから要約します。

「生存率」を使って、がん検診の評価を行う場合、がん検診特有のバイアスがまぎれ込む可能性があります。

バイアスとは「かたより」。真の状況からはかけ離れ

図4　切除不能転移性大腸がんの治療成績の進歩
——6カ月から24カ月超へ——

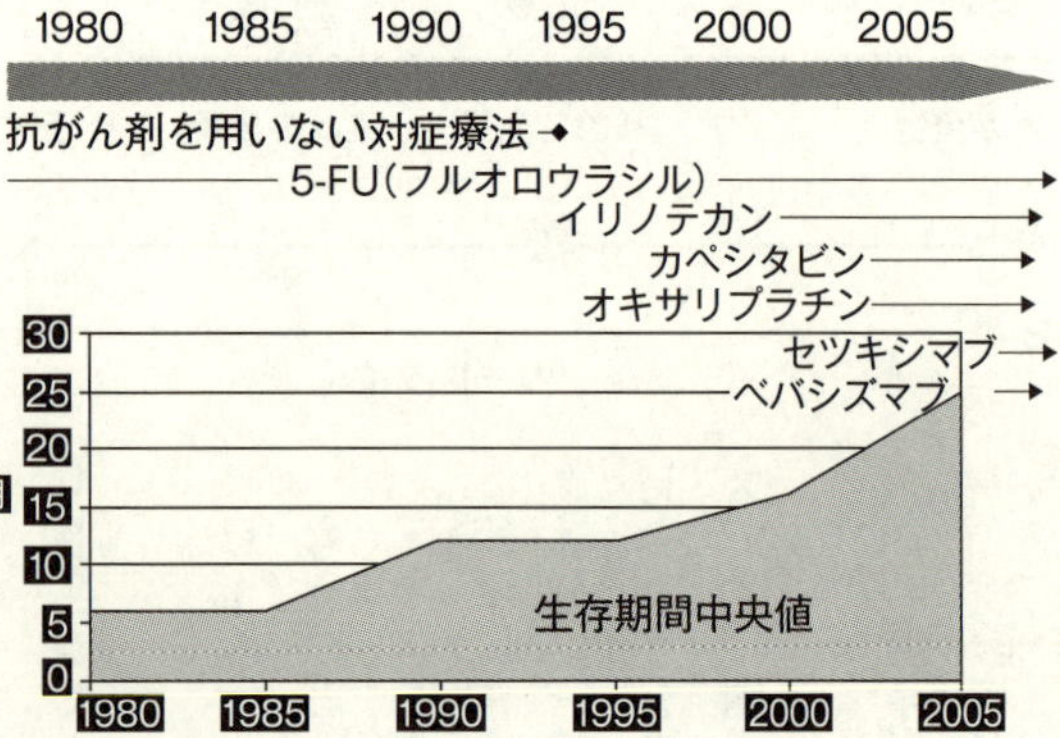

た状態を示すものです。

リード・タイム・バイアスは、がんの成長や進み具合にかかわるものです。検診によってがんが発見された患者は、症状が出てから診てもらう患者に比べ、がん発見が早い。そこで見かけ上、生存率が上がります。

データの落とし穴に要注意

患者さんを治療に追い込むために、リード・タイム・バイアスを使ったデータのトリックもたくさんあるので、注意が必要です。ひとつ例を挙げておきます。

図4は国立がん研究センター中央病院が09年、「大腸がんの最新抗がん剤治療～増えた選択肢

と治療効果の改善〜」と題して催した市民公開講座用の資料を基に、手を加えて作成したものです。

一見、大腸がん患者さんの余命がぐんぐん伸びているように見えます。

講師は同病院の消化管内科医長で、講座はこういう内容でした。

切除不能転移性大腸がん（肝臓などに、切除できない転移のある大腸がん）は以前、転移が見つかった時点で「半年ぐらいの命」とみなされていました。しかしその後、大腸がんの抗がん剤治療が進歩して、今では2年以上の延命が可能になりました。

今から30年ほど前、大腸がんの抗がん剤は1種類しかなかった。しかし15年ほど前からよい新薬が続々と登場しました。そして、1980年にはせいぜい6カ月程度だった生存期間は、90年代後半から急激に延びて、24カ月にまでなったのです。

患者さんにとっては「治るかどうか」がポイントで、2年延命ではご満足いただけないでしょう。しかし、抗がん剤治療に長く携わってきたわれわれにとっては、これは画期的な進歩。努力を重ねてここまできたことを、ご理解ください。

シークレットブーツをご存じだと思います。「誰にも気づかれずに身長を伸ばせる!」などとうたわれている、靴底に秘密のカカトを仕込んで底上げしたブーツ。

もともとは、絶対に知られたくない情報を隠しておくために開発されました。

大腸がんの治療成績グラフと同医長の話にはリード・タイム・バイアスが隠されていて、見かけの生存期間を延ばしています。

国立がん研究センター中央病院といえば、日本のがん医療の総本山です。

その総本山の消化管内科医長が市民に向けて「30年ほど前は大腸がんの抗がん剤が1種類で生存期間は6カ月程度だった。15年ほど前からいい新薬がいろいろ出てきて、生存期間が24カ月にまで延びた」と言っている。

でも、なんのことはない。15年ほど前からCT(コンピュータ断層撮影)やエコー(超音波検査)、PET(ポジトロン断層撮影)など、小さいがんを発見できる技術が急速に普及して、がんの転移を早く見つけられるようになり、患者さんたちの、見かけの生存期間が延びた。

ただそれだけのことなんです。

盛んにＰＲされている「転移がんの余命が延びた」という話には、すべてこのリード・タイム・バイアスの「底上げ」が隠されています。

見かけ倒しの延命効果

大腸がんでは、肝転移があるかないかでほぼ寿命が決まります。ところが30年ほど前までは、肝転移を発見する方法は、手で触ってしこりを確かめる触診しかなかった。だから、直径が８センチ以上にもなってから発見される肝転移はザラで、その場合の生存期間中央値は６カ月でした。

それが検査技術の進んだ今では、１センチ程度でも発見できるようになっています。

固形がんの肝転移の増大スピードは意外にのんびりしていて、１センチの転移病巣が８センチになるのに平均18カ月もかかります。

つまり、30年前より今のほうが、18カ月も早く肝転移を発見できる。

6カ月と18カ月を足すと、24カ月。

消化管内科医長の話と、ピッタリ重なります。

逆に24カ月からリード・タイム・バイアスの18カ月を引き算すると、生存期間は6カ月になりますから、30年前と同じ。

つまり抗がん剤の新薬には、なんの効果もないというわけです。

がんの専門家たちは、リード・タイム・バイアスのことは当然知り抜いています。

なのに「検査技術が進んで、がんを早く見つけられるようになった」ことはひた隠し、「抗がん剤のすばらしい新薬のおかげで、がんが見つかってからの生存期間が、30年間でこんなに延びた！」と吹聴《ふいちょう》する。

なんとしても「抗がん剤の新薬でぐんぐん余命が延びている」ことにしたいんです。

新薬は高価で、製薬会社も病院も医者もうるおいますから。

もしも「このがんの生存期間が延びたのは、単に発見が早くなったせいだろ？」と見抜いた医者がいても、決しておおっぴらには言わないでしょう。

それを言ったら、患者さんにすすめる治療法がなくなって、生活が成り立たなくなるからです。白衣の下に、ほとんどの医者がシークレットブーツを履いています。

医者が、データを見せない理由

医者が余命を短く言いたがる背景には、さまざまな事情があります。

がんが進行してくると、患者さんと家族の心を離れないのは「あとどれだけ生きられるのか」「なんとかして、少しでも命を延ばせないか」という問題です。

不安にさいなまれる患者さんに余命を伝える場合、良心的な医者なら生存曲線グラフなどのデータを見せて「あなたはこういう症状が出ているので○期で、生存期間中央値はここになります。残念なことに、それより早く亡くなる患者さんもいます。でも、長生きしている人も、こんなに大勢いるんです」と、ていねいに説明するでしょう。

初診でいきなり、あるいは初診から間もなく根拠も示さず自信ありげに「余命○カ月」と断定するような医者は、デタラメです。すぐに逃げ帰ったほうがいい。

また治療についても、患者さんのためを思うなら、医者は治療成績や生存期間のデータを手に話をするはずです。標準治療とされている「手術、抗がん剤、放射線」に加え、

「治療しない」選択のことも含めて。

治療のデメリット……手術なら合併症や後遺症や「手術が原因で死ぬ」危険性、抗がん剤なら副作用や、毒性が強く出て命にかかわる危険性などもきちんと説明した上で、どういう治療法を選ぶか、患者さんに判断を任せるのが、最良のやり方です。

しかし現実には、生存曲線などのデータを見せたり、さまざまな治療法のメリットとデメリットを客観的に説明してくれる医者は、ほとんどいません。

なぜか。患者さんにデータを見せるわけにいかないからです。もし見せたら、日本人のがんの9割を占めるがん……胃がん、肺がん、大腸がん、子宮がんのような「かたまりをつくるがん」は、「治療をしても、しなくても、生存期間は変わらない」「延命の可能性は、むしろ無治療のほうが高い」ことがバレてしまうからです。

それが広く知れわたったら、がんの切除手術や抗がん剤治療を望む人はほとんどいなくなり、医者の生活が成り立たなくなってしまいます。

余命を聞かない、という選択

医者の余命宣告がいかに「あてずっぽう」か、おわかりいただけたと思います。

同じ「スキルス胃がん」の診断がついても、手術して3カ月で亡くなった逸見政孝さんから、「無治療」で10年近く生きた僕の患者さんまで、余命の幅は広すぎて、「予測がつかない」というのが、医者のホンネ。

だから、余命なんて気にしないのがいちばんです。

しかし、人間はそんなに強くありません。いったん「余命3カ月」などと具体的な数字を言われると、それが頭にこびりついて、「もう2カ月半過ぎた。今夜眠ったら、そのまま目が覚めないのでは」「呼吸が苦しくなった気がする。食欲も落ちてきた。もうダメだ」等々、不安にさいなまれて、夜も眠れなくなってしまいます。

すでに余命宣告を受けて気持ちが不安定になっている方は、がまんしないこと。心を許せる身内や友人、がん診療連携拠点病院の相談支援センターのカウンセラーなどに、つらい気持ちを、ありのまま打ち明けてください。「言葉にして吐きだす」ことで気持ちが少しラクになります。

余命について、まだ医者と話をしていないなら、余命を聞かないことです。本当のところは、だれにもわからないんですから。

「人間みんな、1秒後の運命もわからない。だれがいつ死ぬかは、神のみぞ知る」と開き直って、「今いちばんやりたいこと」「できること」を、心を込めて行っていく。命ある今を、自分らしく大切に生きる。それを積み重ねていく。

だれにも過ぎた時間は取り戻せないし、未来の時間を借りてくることもできない。どんな状況にあっても、「今このときをよく過ごす」ことに尽きます。

がんが転移していることがわかったら、余命を計算するよりも「治癒を期待することが難しくなった」ことを受け入れ、これから自分はどうするのか、どう過ごしたいのかを、具体的に決めていくことをおすすめします。

抗がん剤治療を、どこまで続けるか。苦痛をやわらげる緩和ケアをどうするか。そのために必要なお金を、どう用意するか。残された家族の生活はどうするか。最後はホスピスに行くのか、自宅で逝くのか。

また意識がなくなったり、自力で呼吸や食事ができなくなったときにどうしてほしいかの意志表明「リビング・ウィル」も書いておきます。

理想としては、いま健康そのものの方も、これらを決めたり、文書にしたりして、毎年更新したほうがいいですね。

第3章

がんとはなにか

なぜ、本物のがんは治らないのか

余命を言われる病気は、圧倒的にがんが多いと最初に書きました。

胃がん、肺がん、食道がん、乳がんなど、かたまりをつくる「固形がん」の場合、本物のがんにかかると、その先には死が待っています。固形がんがあちこちに転移して、衰弱したところから生還できるのは、10万人にひとりか二人という少なさです。

世の「進行がんが消えた」「末期がんからの生還」話はすべて、がんもどきの話です。

本物のがんは、どんなに医学が進歩しても、人間の力では治すことはできない。

これには、ノーベル賞に輝いた山中伸弥教授の研究成果「iPS細胞」がかかわっています。iPS細胞は無限に増殖することができる、正常な「幹細胞」です。

幹細胞は、組織や臓器のおおもとの細胞。自分自身が増える複製能力と、分裂して他の細胞に分化する能力を備えています。

そのiPS細胞を実験室で作製するときに、よくがん細胞が生まれてしまうんです。

山中教授は「再生能力とは、がんになるのと紙一重だと思う。高い再生能力を持っているということは同時に、がんがすごくできやすいということではないか？　だから、どっちを取るかという究極の選択が進化の過程であった。人間のように50年以上も生きるようになると、十数歳まで生きないと次の世代に子供を残せない。だからその十数年の間、がんを発生させない必要があって、涙を呑んで再生能力を犠牲にしたのではないか？　と一人納得して思っている」と語っています。

近年がんにも幹細胞が続々と見つかって、「がん幹細胞」と名付けられています。日本人のがんの9割を占める、胃がんや食道がんなどの固形がんの病巣には、数十億から数百億のがん細胞が含まれています。

それはすべて、たった1個のがん幹細胞から分化している。

また、他の臓器に転移したがんも、もとは1個のがん幹細胞です。

がんはすべて、最初の1個のがん幹細胞の性質を受け継いでいる。そして、幹細胞が「転移する能力」を備えているものだけが、本物のがんです。

がんはほかの臓器に転移すると、大腸がんの肝転移のごく一部のような例外を除いて、治ることはありません。逆に、臓器転移がなければ治る可能性が高い。

本物のがんはすぐ転移を始めますから、運命はがん幹細胞で決まります。いくら科学が進歩しても、がん幹細胞が生まれた瞬間をとらえて摘むことは、人間にはできません。

がんはあいまい

がんは、あいまいさや「もどき」の大変多い病気です。

たとえばマンモグラフィだけで見つかる「乳管内乳がん」は、名前はがんでも無害などで「がんもどき」です。世界のデータを見てもそれは明らかなのに、ピンクリボン運動など「乳がんは早期発見・早期治療すれば100%治る。定期的に検診を」と、盛大にPRしています。無意味な手術で、乳房を丸ごと切り取られる患者さんも多い。

「早期発見・早期治療でがんを取ったから、5年たっても私は元気。ラッキー」と喜んでいる人は、不用意に体を傷つけて、損をしたのです。

世間にあふれる「がんが消えた」「奇跡の生還」ストーリーも、おできとおなじ「がんもどき」が自然に消えたのを「がんが治った」と吹聴《ふいちょう》しているだけです。

何度でも繰り返しますが、がんと言われても、苦痛がないなら様子を見るのがいちばんです。どうしても治療したいなら、「その診断は正しいのか」を、よく調べてください。

医者にがんの治療をすすめられたら、まずは「本当にがんなのか」を確かめること。
①顕微鏡での組織検査でがんと確認された。
②定期的な検査（胃レントゲン、内視鏡、超音波、ＣＴ等）のデータがあり、それを行った医者からデータをもらえる。
最低限、この２つを満たすようにしてください。

そしてもし本当にがんとわかっても、なんとかして治療を先延ばしにしてください。

がんと闘う、という無茶

どれだけ早期発見・早期治療の技術が進んでも、人口に占めるがんで死ぬ人の割合は、１９６０年代から下がっていません。

また「標準治療」とされる手術、抗がん剤、放射線でいくら最先端の治療をしても、逆に治療を全くしなくても、生存率は変わりません。

本物のがんは治せない。日本のがん医療の最高峰、国立がん研究センターの歴代総長たちでさえ、バタバタとがんで死んだり、身内をがんで亡くしているのです。

とても勝ち目はなく、がんと闘ってもムダなのに、多くの人が闘ってしまう。

その昔、旧日本軍が負け戦を承知で「撃ちてしやまん（絶対に敵を討ち滅ぼす）」と、竹ヤリから特攻隊、人間魚雷まで繰り出して、無謀に闘い続けたのと似ています。

ある名誉総長は「最愛の妻」に肺がんで先立たれた経緯を、メディアに語っています。

彼が妻に課した「肺がんとの闘い」は、凄絶の一言です。

まず左肺の一部を切除。数年後に甲状腺がんが見つかり、甲状腺のほとんどとリンパ節を大きく切除。しかし数年後、右肺に進行の早い肺小細胞がんが見つかり、陽子線治療、放射線治療など、あらゆる手を尽くす。しかし、がんは脳、肝臓、肺、副腎に転移し、妻の病状は急速に悪化してついに永眠……。

たび重なる手術や放射線治療でボロボロになっている妻の体に、抗がん剤も容赦なく浴びせかけています。

苦しみ抜いて死に至るがん治療

苦しみ抜いて死に至った妻について、名誉総長はこう語っています。

「妻は抗がん剤のつらい治療も受けてくれました。1回目はマーカーが下がり、とても喜びました。しかし、2回目からは効果がなく、副作用ばかりが出てきた。クスリを代えたのですが、今度は口内炎、食道炎がひどく、食べるのもつらそうで、かわいそうでした。医師も、転移したリンパ節1個は治せると思っていたはずで、非常に前向きに治療していました。しかし、最後は敗戦処理のような感じにもなりました。抗がん剤の効果を本当は信じていなくても、とにかく前向きに闘いたいという気持ちでした」。

妻が余命3カ月と思われる時期を迎えても、「緩和ケアのことは考えませんでした。迷うことなく再入院して治療を」と、玉砕しか考えていない。

ふともらした「敗戦処理」「抗がん剤の効果を本当は信じていなくても」という言葉に、がん治療の恐ろしさが集約されています。

医者はこのように「がんと闘う」の一点張りで、効果を信じてもいない残酷な治療を患者に次から次へと平気で押しつけるのです。患者がどれほど苦しみ、弱っていようと。

がんセンター名誉総長の妻は一度だけ「こんなつらい治療を受けたのは、あなたのためですよ」とつぶやいたそうです。それを彼は「がんばっている姿勢を見せようと、妻は耐えてくれた」と、夫婦愛の物語として告白しています。

なんの罪もない妻に、死ぬまで地獄の責め苦を負わせ続けて、「妻は耐えてくれた」。

同じように苦しんで亡くなった、無数の患者さんたちのやつれ果てた姿がよみがえり、言葉がありません。

正常細胞は品行方正、がん細胞は暴走族

がんってなに？　がんは遺伝しますか？

改めて聞かれると、自信を持って答えられる人は少ないと思います。

よく「うちはがん家系だから」「親ががんで死んだから、自分もきっと」という声を聞きます。がんには遺伝子が関係しますが、一部の例外を除き、遺伝病ではありません。

では、がんとはなにか。

がんは、エイリアンやウイルスのように外からきたものではなく、もともと自分の中にあった正常細胞が、ちょっと変化して育ってきたものです。

がんはある日突然生じるのではなく、最初に1個のがん幹細胞が生まれてから検診な

どで見つかるまでに、何年も何十年もかけて育ってきます。

正常細胞とがん細胞の違いは「秩序」です。自分が属している臓器や組織の働きを乱さないように規則正しく分裂したり、分裂をやめたりします。

たとえば胃や腸の上皮の細胞は1週間前後できちんと入れ替わります。また正常な細胞は「傷ができたら増殖してふさぐ。治ったら増殖をやめる」など、品行方正です。顕微鏡で見る顔つきも、細胞の形がととのっています。

一方がん細胞は、無秩序に分裂していく「暴走族」。体からの命令を無視して勝手に増殖を続けます。細胞の形も崩れています。

がん細胞と正常細胞の遺伝子は、構造や機能がほぼ共通しています。だから、がん細胞を殺す抗がん剤は、必ず正常細胞も殺してしまうことになります。

発がんバケツがいっぱいになると

では、がん細胞が生まれる原因は？

僕は「人はみんな容量の異なる発がんバケツを持っている」という説を唱えています。

放射線、タバコ、農薬、大気汚染など遺伝子にキズをつける原因はいろいろあります。よく「食品添加物には発がん物質が多い」と言われますが、体にいい食品の代名詞、豆腐の凝固剤だって添加物だし、自然食品店の有機野菜には泥付きのものがありますが、その泥に高濃度の有害物質が含まれている、ということもあります。

大気中にも、水道水にも、ミネラルウォーターの中にも、そして紫外線にも発がん物質はいろいろと含まれています。

つまり光を浴び、息をして水を飲むだけで……生きているだけで、発がん物質はどんどん侵入してくる。

同じ量の放射能を浴びても、「発がんバケツが今どのくらい満たされているか」で、被ばく量は同じでも「発がんする、しない」に違いがでます。ですから、放射線量による発がんの基準値を決めるのは、とても難しいんです。

放射線の影響で発がんしやすいのは白血病（骨髄）、胃がん、大腸がん、肺がん、乳がんなど。中でも乳がんは、リスクが高いと考えられています。また、若い人ほど細胞分裂がさかんなので、赤ちゃんや幼児は放射線の影響を受けやすくなります。

タバコの発がんリスクも、毎日の本数や年齢、吸ってきた年月によって変わってくるので、計算が難しい。

またアルコールを飲みながら喫煙すると、タバコに含まれる発がん物質がアルコールに溶けて、体内に浸透しやすくなります。さらに、アルコールにはタバコの発がん物質の働きを強める作用もあり、勘三郎さんもそうでしたが、食道がんにかかる人の多くは、お酒もたばこもたしなむタイプです。

転移と余命

ここで転移について補足しておくと「肺がんが、脳に転移した」「乳がんが、骨に転移した」など、がんでは、臓器への転移が重大な意味を持ちます（リンパ節への転移は、ここで言う「転移」には含めません）。

本物のがんと「がんもどき」の違いはただひとつ、臓器への「転移」の有無にあります。

本物のがんは、最初の1個のがん幹細胞の時点で「全身に転移して増大し続け、宿主《しゅくしゅ》の命を奪う」性質を備え、直径0.1ミリ時点でも転移する能力を持っています。

これは、肺や大腸のがんが急に脳や骨に飛んでいくわけではないんです。

本物のがん細胞は、まず周囲の血管やリンパ管の壁を食い破り（浸潤）、続いて血液やリンパ液にのって全身をめぐります。そして今度は肝臓や脳の血管壁に取りついて食い破り、そこで増殖してかたまりを作っていきます。

最初に転移が起きた時点では、CTから超音波検査まで、どんな最新鋭機で検査をしても、がん細胞を見つけることは不可能です。

なぜなら今の検査技術では、がんが直径1センチ前後、重さ1グラム、細胞約10億個の大きさに育ってからでないと「転移巣」として見つけることができないからです。

転移がんを治す方法は見つかっていないので、転移が見つかったらまず、治るのをあきらめることが第一歩です。治そうと思うと無理な治療に走り、命を縮めやすいからです。症状の緩和、延命といった、現実的な目標を立ててください。

どういう状態で生き延びるのか

余命というと、たいていの人が「どのぐらい生きられるか」に気を取られ、「どういう状態で生き延びるのか」が、すっぽり頭から抜け落ちています。

がんの治療を始める前に「手術は人工的な大けが。体力が落ちて感染症にかかったり、一生の後遺症を抱えたり、死ぬことも珍しくない」ということを頭に刻んでください。

特にがんの手術は、10数時間に及ぶような大がかりなものが多い。

100人が手術をすると、100人とも痛みが出ます。歯を1本抜いただけでも、歯茎が膿んで何日も痛んだりします。盲腸（虫垂炎）の切除は2時間程度で終わり、「最も簡単な手術」とされますが、それでも患者さんと親族は術前に「感染症のリスクがあります。術後はしばらく入浴を避け、衛生状態に気をつけて」などと承諾を求められます。

がんの手術で、まさかこんなことに…

僕は、がんの病巣を切り取る手術はできるだけ避けたほうがいいと思います。延命効果ははっきりしないのに、あまりに手術のリスクが大きい。

勘三郎さんもそうですが、医者に言われるまま手術に突入し、「まさかこんなことになるとは……」と愕然とする患者さんや親族を、僕は数えきれないほど見てきました。

「初期の肺がんが検診で見つかり、症状もないのに切除手術。すると術後の経過が悪く、2カ月で死去」「喉頭がんのリンパ節転移が見つかり、手術で首の組織をざっくり切除された。声はまともに出ない、食事は長時間かかる、首はひどく変形……という術後の厳しい現実にうつ病を患い、結局がんも再発」。

こういう痛ましい事例を、身近でも見聞きされていないでしょうか。

今まであった臓器を取ると、なくなったことによる脱落症状が起きます。

胃がんの例をお話しします。日本では、早期胃がんでも医者に手術をすすめられます。胃袋をすべて切り取られたり、胃の出口（幽門）も含めて大きく切除されてしまう。

すると患者さんは「食べたものを消化する」「食べたものをためて、少しずつ十二指腸のほうへ送り出す」という、胃の大きな2つの機能を失います。食べたものがストンと小腸に落ちるので、ダンピング症状と言われる腹痛や動悸にも苦しめられます。それを避けるには、ほんの少しずつ1日に5回も6回も、食事を摂るしかありません。

それでやせ細って体力もなくなり、退院後もげっそりやつれたままになりやすい。

いったん切り取った臓器や神経は、二度と再生しません。また医者の判断や手元がちょっと狂っただけで重い障害や死に直結します。手術をすすめられたら、「その後どういうことになるのか」を、できるだけ具体的にシミュレーションしてください。

がんを切り取る手術は危険がいっぱい

がんの手術は、胸やお腹を切り開いて肺、胃、食道、子宮などの臓器を切り取るものが、とても多いです。

食道がんや肺がんが「痛む」と言われるのは、胸を切り開くため、傷つけられた神経がひどく痛むから。また、メスでおなかを切って腹膜をベタベタ触るとすぐ傷がついて、癒着してしまう。腸も部分的にねじれて、腸閉そくが起きやすくなります。

手術の傷が膿んだりすると、1カ月から数年間も痛みが続くこともあります。

体への負担が軽い、といわれる腹腔鏡《ふくくうきょう》手術にも危険が多い。お腹に4～5カ所穴を開けて鉗子《かんし》をさし込み、中の様子を内視鏡でモニターに映しながら手術をするので、難度が高く、時間もかかる。医療事故が多発しています。

メスが入るとがんが暴れ、体が不自由になる

本物のがんは、見つかったときにはとっくに他の臓器に転移しています。一方、がんもどきは無害です。つまり本物でも、もどきでも、臓器を大きく切り取る手術には体を痛める作用しかなく、死に直結することもあります。

さらに、手術はがん発症リスクも高めます。よく「手術をするとがんが暴れる、怒りだす」と言われます。傷跡は正常細胞のバリアが壊れているので、血液中を流れるがん細胞が取りつき、はびこって、がんが爆発的に増大することが多いのです。

しかし日本では、胃がんでも乳がんでも見つけ次第、「がんはまわりの組織にしみ込むように広がるから」と、ときにはリンパ節まで大きく切り取っています。

お笑い芸人の宮迫博之さんのように、外科医たちは初期の胃がんでも胃の3分の2を切り取って「がんはきれいに取れた。手術は大成功」と言っています。

子宮頸がんも、リンパ節まで大きく切り取る手術が、日本ではいまだによく行われています。すると排尿・排便がスムーズにできない、膣が短くなってセックスがつらい、足がむくむなど、とてつもない障害を背負って生きることになります。

また特に肺、胃、大腸、子宮などは、早期がんでもメスが入ると合併症・後遺症のリスクが大きく、命を取られることもあります。俳優の渥美清さんは、転移性肺がんの手術をして、4日で亡くなられています。

がんが大きくなるかどうか、ほかの臓器に侵入するかどうかなどを確かめてから、ゆっくり治療の判断をしてください。

手術が成功した＝治った、わけではない

勘三郎さんを始め「手術は大成功。しかし患者さんは亡くなられました」という話をよく聞きます。

これは知っている人が少ないのですが、医師が「手術が成功したから大丈夫」というのは、「合併症を起こさないでいけそうだ」という程度の意味合いで、ガンが治ったとか、治るということでは全くありません。

また、目に見えるがん病巣をいくら大きくえぐり取っても、体を傷つけるだけです。「転移のあるリンパ節はすべてきれいに切除した。がんはひとつも残っていない」と言っても、がんが完治したわけでは、全くないんです。

最初にがんができた臓器から、やや離れたリンパ節に転移のある場合、「目に見えないがん細胞」まで除くのは、人間わざでは不可能です。

本物の固形がんは、手術に非の打ちどころがなくても必ず再発します。

手術をしすぎる日本人

外科医には「がんと徹底的に闘う＝できるだけ大きく切り取る」ことを使命にしている人がとても多い。もともと切りたくて外科医になった人たち、ということもあります。

欧米人に比べて日本人は、体形がスリムで脂肪が少ない。だから手術に向いていて、手術で死ぬ率も欧米にくらべて少なかった。

それで「手術絶対主義」の伝統がいまだに続いていて、治る見込みのない手術が、ひんぱんに行われています。

僕は放射線科に入ってしばらくして「これはおかしい」と思うようになりました。

たとえば海外では、1期の喉頭がんは放射線で治療をし、9割近くが喉頭を残せます。

でも日本だと、1期でもどんどん切り取る。生存率は変わりません。

舌《ぜつ》がんも、初回治療として手術が必要なケースはほとんどないのに日本では8割、手術が行われ、たいていリンパ節まで取り除きます。2期の舌がんでは舌を半分切り取るから、ほかから取ってきた筋肉を埋めこむ再建術も必要で、大手術になります。また結果的にしゃべるのも、食事を摂るのも不自由になって、仕事を失う人も多い。

子宮頸がんも、手術はゼロにできるのに7割はリンパ節まで大きく取り、患者さんは排尿・排便障害など、大きな後遺症を抱え込みます。放射線治療なら治る確率は手術より高く、後遺症は、たまに直腸出血が少しある程度です。

しかし、日本の外科医に「アメリカではこの場合、手術はしない」と言っても「あいつらは手先が不器用だから」「○○がんの治療は、日本が一番進んでいる」と、聞く耳を持ちません。乳がんを丸ごと切り取る全摘術は、手元が狂っても命には別条ないから新米外科医の「練習台」になっているという話を、同業者に聞いたことがあります。

がん手術の問題点に「術後の障害で死亡するリスクが高い」ということもあります。

患者さんががんの手術をして数カ月で亡くなることは日常茶飯事なのに、訴訟が少ないのも不思議です。手術の前に、がんの恐さを目いっぱい吹き込まれるから、「がんだったんだから、仕方がない」とあきらめてしまうのでしょうか。

がんも、ほかの病気やけがも含めて、医者に手術をすすめられたら、「この手術は本当に必要なのか」を、徹底検証してから決めて下さい。

進化した放射線治療

外科医はよく患者さんに「放射線治療にはすべて害があり、後遺症がひどい」「放射線では完全には治せない」などと説明して、手術に誘導します。

しかし、放射線治療の歴史は100年以上に及び、最近はコンピュータ技術も駆使して、大変精度の高い「高精度放射線治療」「ピンポイント照射」などが生まれています。

小さながんから比較的大きながんまで、高線量を病巣だけに、集中的に照射する技術が進み、手術と同じように治せるがんも多くなってきました。

たとえば肺がんでは、呼吸するたび病巣が動きますが、今はその移動に合わせて放射線を照射できます。だから、副作用を抑えて十分な線量を照射でき、病巣だけをきれいに取り除けるようになっています。肝臓がん、膀胱がん、脳腫瘍などいろいろながんに、放射線治療の可能性が広がっているので、治療方法の選択肢に入れてください。

「ドカンとがんを焼く」重粒子線治療のリスク

放射線の先進医療として、重粒子線治療が脚光を浴びています。がん病巣を、放射線でピンポイント照射する治療法で、「放射線治療の先を行く」「ドカンとがんを焼く」「重粒子線治療は自費で300万円。だから、がん保険に入りましょう」などと、保険会社も一緒になって、大々的にPRしています。

しかし結論から言えば、今までのX線を使った放射線治療と比べて、どこがすぐれているかはまだ不明。そして今までより重い後遺症を抱えるリスクが高いです。

重粒子線の理論上のメリットは

①照射すると一定線量当たりの細胞に与えるダメージが、X線よりもはるかに大きい。

つまり、ずっと多くのがん細胞を殺せる。

②重粒子線の線量分布にピーク部分があり、がんにピーク部分を重ねて照射すれば、

手前の正常組織の線量が低くなり、後遺症リスクが小さくなる。

以上の理論は正当で、だから重粒子線治療がもてはやされているのですが、見落とされているのは「現実は、理論通りにいかない」という点です。

ほかの医者のすすめで重粒子線治療を受けた、口内がんの患者さんが、僕の外来にみえました。「治療後、照射部の周りにがんが再発して数ミリしか口が開かなくなり、流動食しか食べていない」という話に驚きました。

この患者さんは、重粒子線治療の後遺症で、口を開けるための筋肉が収縮・硬化してしまったのです。照射部の頰もへこんで、外出時にマスクを欠かせない状態。

僕は「これ以上の治療は悲惨なことになるから、やめたほうがいい」と答えました。

従来の放射線治療なら、こうした後遺症は生じなかったはずです。

放射線治療では「重大な後遺症を発症させない」ことが一番大切です。従来法でも、当初は重大な後遺症が多発しましたが、100年かけて試行錯誤し、現在は的確に病巣を焼き、重大な後遺症がほぼ発生しない照射方法と線量に行きついています。

ところが重粒子線はまだ「どういう後遺症がどの程度出るか」がよく分かっていませ

ん。大きながん病巣や再発病巣などの「難治がん」は、重粒子線でも治せないことが、はっきりしてきています。

従来の放射線治療には健康保険の適用もあり、専門家の間では、重粒子線への期待は薄れています。実験的段階のものを「治療」と名付けるから患者さんは惑わされてしまいますが、「先進」と名のつく医療には、くれぐれも気をつけてください。

免疫ではがんを防げない、治せない

「免疫力を高めてがんを防ごう」「人間の体には1日5000個のがん細胞が生まれている。でも、免疫細胞のNK（ナチュラルキラー）細胞が殺してくれている」……。

免疫力さえ上げれば、がんをなんとかできると錯覚させる、「見てきたようなウソ」が広がっています。

大学病院でも行われている、「免疫細胞療法」も同じです。

欧米の医学界の常識は、「がんに対して、免疫力を強化しても無意味。効果なし」。免疫と名のつく療法で患者を集める医者は、詐欺師扱いされます。

なぜなら免疫細胞は、外からの異物を敵と認識してたたく。がんは自己細胞が変異したものです。人間の免疫システムが、がん細胞を敵とみなさないからこそ、がんは発生するのです。あとで免疫を強化する「免疫治療」は、原理的な欠陥があります。

がん細胞とは2万個の遺伝子をもつ細胞が、複数の遺伝子の突然変異によって、がん化されたものをいいます。がん病巣には、直径1ミリ段階で、約100万個のがん細胞があります。本物のがんはすでに血液にのって、転移しています。0.1ミリでも転移するほど、がん細胞は強力です。

分子生物学の研究が進んで「がんは当初から転移する能力を備えている。がんが大きくなってから転移するという説は間違い」ということが、はっきりしてきています。がんが直径1センチに育ってから発見されるのは、NK細胞が、がん細胞を敵として見分けられなかったから。「免疫系ではがんを排除できない」証拠です。

実際、「胃がんを手術しなかった患者の生存率」の複数のデータで、抗がん剤を使った人、免疫療法をやった人の5年生存率はどちらも20％以下、治療をしなかった人のほうがずっと長生きで、5年生存率が50％という数字が出ています。

免疫細胞療法の治療費は高額で、「がんを抑え込みたいなら一生続ける必要がある」と毎月数十万円を請求されたりします。詐欺にのせられないでください。

積極治療から、がん放置療法へ

僕も研修医時代は、がんは積極的に治療するのが当たり前だと思っていました。助手になり講師になってからも、たとえば乳がんの治療に、当時欧米でスタンダードになっていた、日本一強い抗がん剤を使っていた時期もあります。

けれども患者は毒性で苦しみ、数人は明らかに、命を縮めてしまった。

それで抗がん剤治療に疑問を抱き、改めて臨床データ論文を読み込んで分析し、がんの原理にまでさかのぼっていき、治療の理論を考えました。

すると手術、放射線、がんの早期発見などについても、臨床経験からさまざまな疑問がわき起こりました。

さらに臨床データ論文を読み込み、理論を再構築する作業を続けました。

一貫していたのは、「どうしたら患者さんがいちばん苦しまずに、長生きできるだろうか」ということ。そこを基点に無理や矛盾のない診療方法を考え抜いて「がん放置療法」を確立しました。『患者よ、がんと闘うな』（文藝春秋）のときは、実際に診ていた、がんを放置した人が少なかったけれど、それから臨床を重ねて最近、理論がさらに深まってきました。

固形がんの最善の治療法は「無治療」。治療は、がんによる痛みや苦しみが出てきたときだけ、生活の質（QOL）を維持するためにやれば十分です。

これは世界で最も新しい治療法であり、がんへの最善の対処法と確信しています。

がん放置療法の基本は、まず余命宣告など忘れること。そうつらくなく日常生活を送れるうちは、あわてて治療をしないで、様子を見ることです。

そして息苦しい、食べられない、痛いなどの症状が出てきたら病院に行って、苦痛をやわらげる緩和ケアをしてもらう。これだけ。とてもシンプルです。

がんの早期発見・早期手術は無意味

ここで再度はっきり言っておきたいのは、がんの早期発見、早期手術は、いくらやっても無意味だということです。

その証拠に、1960年代から人口に占める総がん死亡率は下がっていません。前述したように、いまの医学で発見できる「早期がん」は、がんの一生の中では30回も細胞分裂して直径1センチ前後に育った、「シニア」の段階です。

分子生物学の研究が進んで「がんは当初から転移する能力がある。がんが大きくなってから転移するという説は間違い」であることが、しだいにはっきりしてきています。

本物のがんは初期に転移するので、手術も抗がん剤も間に合いません。一方、早期がんの大部分を占める「無症状のがん」はほぼ命を奪わない「がんもどき」です。

その中には「潜在がん」と呼ばれる、大きくならないものもあります。たとえば50代以降の男性を死後解剖すると、2人に1人は前立腺がんが見つかりますが、これは何十年も大きくならず、死の原因にならなかったがんです。

また、わずかな病変まで検出できたら、日本人の3人に1人は甲状腺がんが見つかりますが、甲状腺がんで亡くなる人は、年間のがん総死亡数の0.1%、数百人程度です。

最新鋭機を使えば、がんはいくらでも見つかりますが、大部分は「がんもどき」。

僕の患者さんの中には、胃がんが見つかったけれども「様子を見たい」という人が20人以上いて、手術をしないで経過観察をしてきました。

すると大部分は、たいしてがんも大きくならないし、体調もいい。

そういう例をたくさん見ると、「手術したほうがいいですか?」と問われたら「いいとは言えないな」と答えることになります。

でもやっぱり、なにか治療をしないと不安でいたたまれない。そういう方は、まず医者ががんという診断や、余命の根拠にしているデータをもらってください。

そしてネットで幅広くリサーチしたり、別の病院の医者のセカンドオピニオン、サードオピニオンを求めるなど、よくよく調べて、納得してから治療を選び取ってください。

あせる必要は、全くありません。

本物のがんなら幹細胞が生まれた瞬間に「転移して最後は宿主《しゅくしゅ》(患者)の命を奪う」性質を備えていて、どんなに最新機器で「早期発見」しても、とっくに転移したあとです。

見つかったがんを急いで切除したり、抗がん剤でたたいたりするメリットは、なにもありません。あわてないで、最善の策を練ってください。

早期胃がんは、がんではない？

早期胃がんが本物のがんではないことを推測できる、試験結果もあります。

スウェーデンで、胃潰瘍などで胃を一部切り取った患者さんをＡＢ群に分けて、Ａ群は定期的に内視鏡検査をし、Ｂ群は症状が出るまで放置したんです。

するとＢの放置群４８４人のうち、胃がんが見つかったのは19人（3.9％）。

一方、Ａの検診群３５４人では32人（9.0％）と、２倍以上見つかりました。

ところが胃がんの死亡数（率）は、放置群14人（2.9％）、検診群12人（3.4％）と、検査群のほうが、むしろ死亡率が高かった。

肺がん検診でも、同じような結果が出ています。検診をするとがんは多く見つかるけれど、最終的にがんで死亡する率は、検診群のほうが高くなる。

こういったデータをふまえて１９９８年、世界的に権威のある医学誌『ランセット』に「早期胃がんは病気か、病気もどきか？」と題するコラムが載りました。

そこには「胃がん検診になにか意味があるのか？」という、問題提起も含まれていました。日本では胃がん検診が社会的システムに組み入れられ、毎年何百万人も受けさせられていますが、それを支える根拠はないに等しいんです。

欧米では、胃がん検診も肺がん検診も無効とされ、行われていません。

参考になるのが、長野県泰阜《やすおか》村の診療所にいて在宅医療に力を入れる、佐々木学さんの言葉です。泰阜村は、前任者の網野皓之《ひろゆき》さんの主導で１９８９年に胃がんや肺がんなどの集団検診をやめました。すると83年〜88年までの胃がん死亡数は、全死亡の6.0％だったのに、89年から94年までの胃がん死亡数は2.2％と、半分以下に減っています。

検診で胃がんが多く見つかると、がんもどきも治療の対象になる。すると手術の後遺症や抗がん剤の副作用などの体へのダメージが大きく、がん死が増えると考えられます。

佐々木さんは「いま、がん検診は有効かどうかという視点で是非が論じられていますが、それは本質をついていないと思います。僕としては、がん検診は受診者の不安をあおるだけで気の毒だから、やめたほうがいいと言いたい」と語っています。

たとえ本物であっても、固形がんを急いで手術する必要はありません。「呼吸がつらくなったら気道を広げる」など、ＱＯＬ（生活の質）を保つためだけにやれば十分です。

がんの進行について

ここで胃がんを例に、がんの進行についても触れておきます。がんは進み具合によって、4つの病期（1〜4期）に分け、さらに前半と後半でABに分ける場合もあります。

胃がんの進行度は、図5（次頁）のように胃壁でのがんのしこりの深さ、リンパ節転移の有無と状態、腹膜や肝臓などへの転移があるかどうか、などから判断します。

東京都のがん検診センターのデータ（1993年）では、早期がん（粘膜層、または粘膜層から粘膜下層まで進行しているがん）患者さん16名のうち15名は、約2年から12年、ずっと早期がんのまま留まっていました。

京都府立医科大学の教授が集めたデータ（1978年）でも、15人の早期胃がんを観察した結果、どれもゆっくりとしか増大せず、進行がんになっていません。

早期胃がんなのに余命を言うような医者とは、かかわらないことです。

図５　胃がんの進行度（病期）

<table>
<tr><th>リンパ節転移の有無
胃壁からの深さ</th><th>N0
リンパ節転移がない</th><th>N1
胃に接したリンパ節転移がある</th><th>N2
胃を養う血管に沿ったリンパ節転移がある</th><th>N3
さらに遠くのリンパ節に転移がある</th></tr>
<tr><td>T1,M
胃の粘膜に限局している</td><td rowspan="2">1A期</td><td rowspan="2">1B期</td><td rowspan="2">2期</td><td rowspan="2">4期</td></tr>
<tr><td>T1,SM
胃の粘膜に限局している</td></tr>
<tr><td>T2
胃の外側表面にがんが出ていない、主に胃の筋層まで</td><td>1B期</td><td>2期</td><td>3A期</td><td></td></tr>
<tr><td>T3
筋層を超えて胃の表面に出ている</td><td>2期</td><td>3A期</td><td>3B期</td><td></td></tr>
<tr><td>T4
胃の表面に出た上に、他の臓器にもがんが続いている</td><td>3A期</td><td>3B期</td><td colspan="2">4期</td></tr>
<tr><td>肝、肺、腹膜など遠くに転移している</td><td colspan="4">4期</td></tr>
</table>

参考資料　日本胃癌学会編『胃がん治療ガイドラインの解説 第２版』（金原出版）
がん情報サポートセンターサイト（http://www.gsic.jp/）

5年生存率（推定）

1A＝95％　1B＝87％　2＝68％　3A＝50％　3B＝30％　4＝6〜16％

マンモグラフィも子宮頸がんワクチンも無意味

女性たちに、なにがなんでも乳がん検診や子宮がん検診を受けさせたい広告も目立ちます。「乳がんは、治るがん。それには早期発見・早期治療が必要です」「ワクチンで、子宮頸がんの7割は予防できます。残りの3割は検診で早期発見しましょう」……。

とりわけ目立つのが、1990年代以降、アメリカから世界に広がる「ピンクリボン」運動。日本では10月が「乳がん月間」と定められ、10月1日のピンクリボンデーには各地でイベントが開かれたり、東京タワーなどがピンク色にライトアップされています。

願いはただひとつ、「乳がんで悲しむ人をなくすこと」だそうですが、現実には、検診は乳がんで悲しむ女性を増やしてばかりです。

がんの専門家たちは「早期発見・早期治療で命が助かる」と言い続けてきました。しかし、乳がんで亡くなる日本人女性はこの半世紀、増え続けています。

乳がん検診といえばまず、レントゲン撮影によるマンモグラフィ検査。しかしカナダの5万人調査で「総死亡率は、検診群のほうが少し多い」という結果がでています。ギルバート・ウェルチ博士らも「マンモグラフィで150万人もの女性が早期乳がんと診断された。しかし末期がん患者数が減った事実はない」と断言しています。

それは当然で、マンモグラフィだけで発見されるのは乳管内がん等の命にかかわらない「がんもどき」。

しかし乳管内がんが見つかると、乳房を丸ごと、海外では無効とされているリンパ節まで切り取っている病院が少なくありません。手術には後遺症、合併症が付きもので、体に大変なダメージです。

また欧米では、がんの手術と抗がん剤を両方やるなんて少数派です。しかし日本の医者は「現在の治療水準では、手術、抗がん剤、放射線がベスト。念のため全部やりましょう」などと平気で言います。海外の医者がこれを知ったら、仰天するでしょう。

前述のウェルチ博士らは「健康な50歳の女性、千人が10年間、定期的にマンモグラフィを受けると、0～1人の命を救える。一方、4～10人が健康を害さないがんで乳房切除などの不要な治療を受ける」と報告しています。

子宮がんも、国が治療を仕切るスウェーデンなどの統計を見ると、子宮がん検診で発見されるゼロ期のがんは、99％以上が「がんもどき」です。

検診で乳がんや子宮がんによる死を防げる可能性は、限りなくゼロに近いのです。

また最近は「子宮頸がんワクチン」と称し、パピローマ・ウイルスの予防ワクチン接種が、小中学生の女子にも強くすすめられています。しかし「ワクチン接種が本物の子宮がんを防いだ」という実証は、ひとつも出ていません。

一方で、インフルエンザ、はしか、日本脳炎なども含むすべての予防ワクチンには、脳症や急死を含む、重い副作用のリスクが伴います。子宮頸がんワクチン「サーバリックス」でも、失神、歩行不能等が数多く報告されています。

欧米と日本では、がんの定義が違う

欧米では、がん細胞が浸潤（しみ込むように他の組織に広がる）、または他臓器に転移しないうちは、がんとは見なしません。僕の「がんもどき理論」もこの考え方に基づいています。

これに対し日本では、顕微鏡で見たがんの顔つきや組織構造を重視して、その経過を予測し、早めにがんと診断しています。

そして、あたかも早めに手術をすれば助かるようなことを言って、手術を受けさせます。しかし、早期発見、早期手術をしたにもかかわらず、間もなくがんの再発や転移が見つかったということはよくある話です。

ここまで読まれた方は、すでにお分かりだと思いますが、がんの早期発見、早期手術をすれば助かるというのはまやかしなのです。

あとになって「がんもどき」が転移することはほぼありません。なぜなら、がん細胞の大きさは約100分の1ミリ。本物のがんなら、病巣が直径1ミリぐらいになる前に、転移し終えてしまうからです。

がんの転移が2〜3年以内に出る理由

今の医学でどんなに「早期」に発見しても、がんはとっくに転移しています。

その証拠になるのはまず、ほとんどのがんの転移が、初発と同時か2〜3年以内に出てくること。２つ目は前述したように、山中伸弥さんがノーベル賞を受賞したｉＰＳ細胞にもかかわる話で、脳腫瘍、膵がん、大腸がん、乳がんなどに、そのがんの性質を決める「幹細胞」が見つかっていることです。

転移能力は、幹細胞ができた段階で決まっている。「がんもどき」には「転移能力のない幹細胞」があるということです。

よく「早期がんを切らなかったから、進行がんになった」という話がありますが、それは最初の診断が甘くて、もともと進行がんだったんです。がんは誤診が大変多いので。

本物のがんと「がんもどき」は、がんの診断に欠かせない、顕微鏡で細胞を見る病理検査では全く同じに見えます。ただ、がんができた部位、大きさ、進行度によって、本物のがんと「がんもどき」の比率は大体決まっています。

膵臓がんと、せきやたんなどの症状のある肺がんは本物が多い。症状がないのに検診などで見つかるがんは、ほとんど「がんもどき」です。また経験を積むと、病巣の大きさや見た目や手触りからも、ある程度、見当がつくようになります。

カン違いしてはいけないのは、早期がんイコール「がんもどき」ではないということです。

たとえば胃の粘膜内がんや、マンモグラフィ（レントゲン検査）で見つかる乳管がんは99％以上「がんもどき」。

一方、胃粘膜の下にまで入っていくのは、早期がんでも約2割は本物のがんです。

がんもどき理論誕生のきっかけ

僕が最初に従来の「がん一元論」――早期がんを放っておくとだんだん大きくなって進行がんへ移行し、ほかの臓器に転移して末期がんになり、患者さんの命を奪う――という考え方に疑問を抱いたのは、1973年に医学部を卒業し、慶應の放射線科の医局に入って間もなくのころです。

当時、胃の放射線診断学を専門にしようと考え、『胃と腸』（医学書院）という医学専門誌のバックナンバーを買い込んだりして勉強していました。一方で実際、胃がん検診で精密検査が必要になった人のレントゲン直接撮影や読影（画像診断）をしていくうちに、早期胃がんでも、なかなか進行しないものがあることに気づきました。

その頃の僕は、この事実を重大なこととは考えませんでした。

「がん一元論」を信じきっていたから、これは例外的なことだろうと。

しかし、「がん一元論」に対する疑問が生まれたことは確かで、その後も僕の中でくすぶり続けました。

「がんもどき」の存在を確信したのは、乳がん治療について深く考えはじめてからです。

1988年に「乳ガンは切らずに治る――治癒率は同じなのに、勝手に乳房を切り取るのは、外科医の犯罪行為ではないか」というタイトルの論文を『文藝春秋』6月号に寄稿しました。大きな論議を巻き起こすことは間違いないので、執筆にあたり、欧米や日本で発表された乳がん治療の重要な研究論文や報告を、くまなく読み込みました。

他臓器に転移しないがんは、命を奪わない

その中で注目したのが、乳がん手術に関する2つのランダム化比較試験（くじ引き試験。被験者を無作為に複数のグループに分けて、治療の結果を比較する臨床試験）の報

告です。

「早期がんを放っておくとどんどん大きくなって進行がんに移行し、さらに他臓器へ転移して末期がんに転化する」というそれまでの「がん一元論」が正しいなら、できるだけ早くがんを見つけて大きく切り取るほど、転移を防ぐことができ、転移率も下がり、生存率が上がるはずです。

しかし、それらの試験では、手術で大きく切り取っても、つまり拡大手術をしても、切り取る範囲が小さい場合に比べて、転移率や生存率に意味のある差はなかったんです。

この事実をどうとらえたらいいのか。

なんとかして矛盾なく説明しようと、突き詰めて考え、次の結論に至りました。

転移して患者の命を奪った乳がんでは、CT（コンピュータ断層撮影）やMRI（磁気共鳴画像装置）などの画像検査で発見されるはるか以前に、がん細胞が他臓器へ転移していた。だから拡大手術を行っても、すでに他臓器へ転移したがんの増大はどうすることもできず、患者を死に追いやった。

一方で、患者の命を脅かさなかった乳がんは、他臓器へ転移しなかったがん。

したがって、拡大手術や放射線照射などが、生死に影響を与えることは全くない。

僕は前者を「本物のがん」、後者を「がんもどき」と名付けました。がんには本物とフェイクの2タイプがある、という確信は、今ますます深まっています。

僕の中でがんが2タイプに分かれたときから、がん手術や抗がん剤の治療効果についても、いろいろな事実が見えてきました。

医者にだまされない、9つの心得

同業者としてとても残念ですが、がん治療にかかわる医者たちの多くは不誠実で、よくウソをつきます。

そして、患者・家族は手術や抗がん剤治療に踏み切ったあとに「こんなはずでは」「こんなこと聞かされていなかった」「なんの効果もなかった」と後悔することになる。

医者のすすめるがん治療のウソを見抜く、9つの心得をまとめてみます。

①元気なのに「余命3カ月」「余命半年」はありえない

病院にふつうに歩いて来た、元気な初診患者さんに「余命3カ月」「余命半年」などと告げる医者はウソつきです。

初対面で余命を断定して言うなんて無理だし、仮にがんの転移があっても、自覚症状がなくてごはんがおいしければ、がんを放っておいても半年や1年では死にません。

患者さんや家族にいきなり余命を告げて、強引に治療に追い込もうとしているのは明らかです。席を蹴って逃げ帰るのが身のためです。

②人はがんで、すぐには死なない

治療をしないと、すぐにがんが大きくなって死んでしまう。そういうニュアンスで、患者さんの不安をかきたてる医者も、見限ったほうがいいですね。

がんが人の命を奪うのは、病巣が大きくなって臓器や器官をふさがれるなど、身体機能が阻害されるため。早期がんなどで、身体機能になんの不便もないのに手術などで治療をすると、体に負担をかけることになり、結果的に寿命を縮めます。

③検診を受けない。受けても忘れる

検診で「がん」と言われても簡単に信じないこと。基準があいまいで誤診も多いので。それに、がん検診を受けて延命につながったという実証はないんです。

がん検診を受けると、日本では「がんもどき」もがんと診断されてしまう。命に別条ないがんの影におびえたり、様子を見たほうがいいがんの切除手術をすすめられたりして、死への恐怖だけが増幅され、むやみに心身を消耗させるだけです。

④リンパ節まで切り取っても、がんは治らない

無意味な臓器切除、リンパ節切除などに注意する必要があります。

日本の病院では今も「切り取る部分を大きくすればするほど転移を防ぐことができ、転移率が下がり、生存率が上がる」と思い込んでいる外科医が多く、手術の範囲を大きくしてリンパ節まで切り取る拡大手術が、いまだに盛んに行われています。

しかし「拡大手術をしても生存率は向上しない」ことは、国際常識です。臨床データ

を見ると、いくら大きく切り取っても、範囲が小さい場合に比べて、転移率や生存率に意味のある差は認められていません。

⑤検診で受ける放射線量に要注意

CT（コンピュータ断層撮影）、レントゲン、マンモグラフィなどで利用される放射線は、回数を重ねれば、人体の健康にとって無視できる量ではなくなります。また放射線治療も、適切な治療でなければ重大な障害を及ぼすことがあります。検診や放射線治療は、慎重に検討する必要があります。

⑥治療法がひとつ、ということはない

どの臓器の、どういう進行度のがんでも、複数の治療法や対処法があるので、ひとつの治療法をゴリ押しする医者は警戒しましょう。まず、できるだけ臓器切除は避けて、臓器を残す治療法を選ぶことです。苦痛があってつらかったら、鎮痛剤などの体がラクになる方法を選びましょう。体がラクになると、生命力が回復して寿命が延びます。

また転移がんに対処するのに、毒性の強い抗がん剤は厳禁です。

⑦セカンドオピニオンは、違う病院の違う診療科で

がんと告げられたとき、別の医者に意見を聞く人が増えてきました。しかし同じ病院で意見を求めると同じような結論になりやすく、あまり意味がありません。

また病院を変えても、同じ診療科目の医者を回っていると、金太郎アメのように、同じ意見しか聞けないことになりがちです。国立がん研究センターなど有名病院のセカンド・オピニオン外来へ行っても無意味。大学の系列が違う病院で、違う診療科の医者を訪ねてみてください。

⑧「免疫力」よりも「抵抗力」

「免疫力を上げる」が口癖の医者は、要注意です。がん細胞自体は正常細胞とほとんど変わらないので、外部からの異物侵入を防ぐための「免疫」は働かないと考えられます。

そのため、免疫力を高めることよりも体力をしっかりつけて、症状や治療などの身体

への負担に耐えうる細胞の「抵抗力」を重視すべきです。

⑨無治療が最高の延命策

固形がんは、転移があっても、苦痛などの症状がなければ、治療しないで様子を見るのがいちばん確実に、寿命を延ばす方法です。

転移が増大し、症状が出てきたら、体がラクになるような治療を受けます。

健康なのに検診で発見されたがんは、治療によって寿命を縮める可能性が高いのです。

ただ、無治療では医者は生活できなくなるのでまず、すすめません。自分の体、自分の命のことは、最後は自分で選び取るしかありません。

第4章

余命を縮める抗がん剤の正体

日本は抗がん剤後進国

僕が1979年にアメリカに留学したとき、研究仲間に、がん治療に詳しいスタンフォード大学のバグショー（愛称マル）教授がいました。論文を読んでもアメリカでは日本のように抗がん剤が多用されていないし、教授たちも抗がん剤治療のことをほとんど問題にしていないので、不思議に思って、質問してみました。

「マル、アメリカでは、抗がん剤をあまり使わないみたいだね。日本では、首まわりのがんや子宮がんなどに盛んに抗がん剤を使っているんだ。どう思う？」

「マコト、僕の知る限り、そういう臓器のがんには、抗がん剤は意味がないよ。治す効果も延命効果も、証明されていないはずだ」

「でも、急性白血病や悪性リンパ腫には効果があるじゃない」

「それはそうだけど、がんが発生する臓器が違えば、抗がん剤の効果も違ってくるよ。胃がん、肝臓がん、大腸がん、前立腺がんなども、効果が証明されていない」

「でも、それらのがんでも、抗がん剤を使えば小さくなることはあるよね」

「だからといって意味があるとは言えない。たとえ腫瘍が小さくなっても、副作用もあるから、それで寿命が縮むこともある。だから結局、延命効果が認められないんだろう。というわけでアメリカでは、一部のがんを除いて、治療としては使わないんだ」

「治療としては使わない？　それはどういう意味？」

「実験としてなら使うってことだよ」

そうか。日本でいろいろな臓器のがんに、広く抗がん剤が使われているのも「実験」なんだ。だけど、無計画に、比較するグループもおかず、漫然と使い続けているんだから、いくら使っても結論が出ない実験なのではないか。

僕はこの日を出発点に、日本の抗がん剤治療の問題を、自分なりに整理していくことができました。どれだけ広く抗がん剤が使われていても、治療ではなく人体実験。無害ならいいけれども、患者さんをひどく苦しませ、死に至らせることも多い、残虐な実験。しかも、決して結論を出せない実験なのだと。

問題は、日本では医者も患者も、治療だと思って抗がん剤を使っていることです。

同教授との会話から34年。日本ではいまだに、固形がんに対しても、さまざまな抗がん剤が大手を振って、無計画に使われています。驚くべき抗がん剤後進国なんです。

抗がん剤でがんが消えても、必ずリバウンドする

最初に言っておきたいのは、抗がん剤は猛毒だということ。そして、抗がん剤で治る成人のがんは、急性白血病、悪性リンパ腫、睾丸《こうがん》のがん、子宮絨毛《じゅうもう》がんの4つ……全体の約1割程度だということです。

それ以外の9割のがん＝胃がん、肺がん、乳がんなどの、かたまりをつくる「固形がん」に対しては、抗がん剤が延命に役立つことを証明している臨床データがありません。固形がんに対して、抗がん剤には、つらい副作用と、寿命を縮める作用しかない。いま患者さんに投与されている抗がん剤の9割は、使うべきではないのです。

図6の進行期肺がんの治療グラフを見てもわかるように、どんな抗がん剤を組み合わせても、生存曲線は全く変わらない（*N. Engl. J. Med.* 2002; 346: 92）。「なんの効果もない」ということです。

医者たちがよく使う、抗がん剤が「効く」という言葉にもトリックがあります。単に、「がんのしこりが一時的に小さくなる」という意味にすぎず、必ずリバウンドして再び増大してきます。

図６　進行期肺がんの抗がん剤治療開始後の生存期間

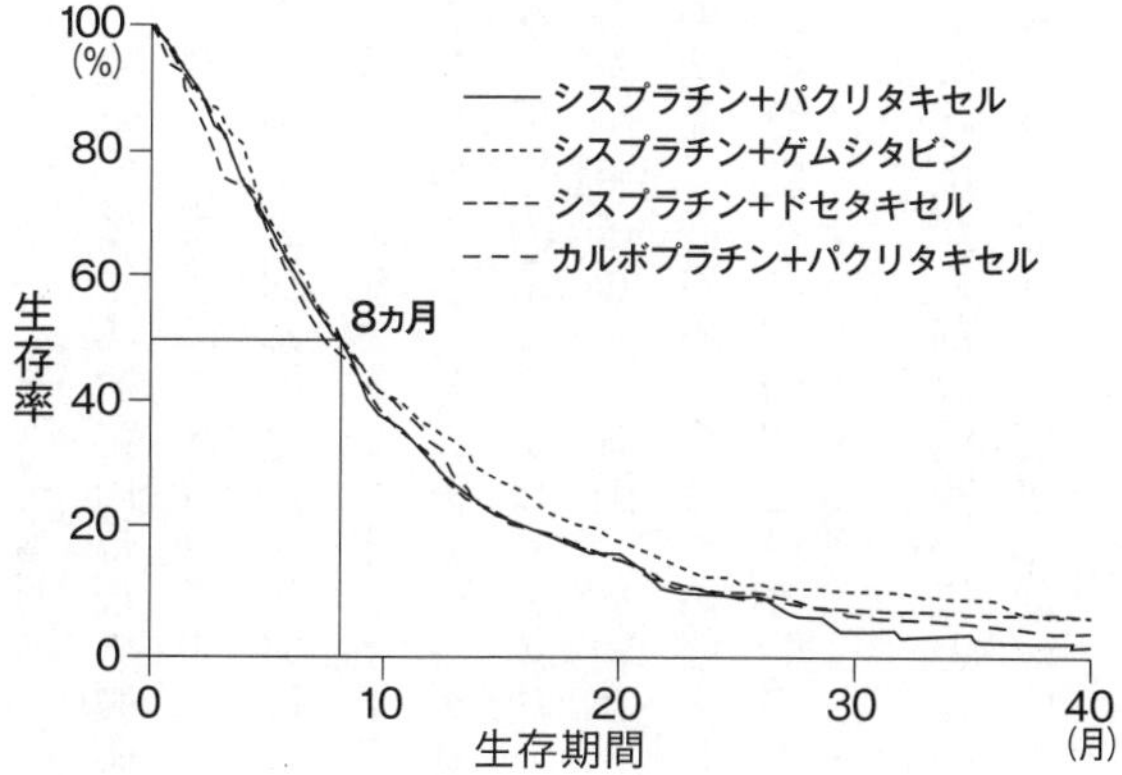

しこりが数ミリ以下になると検査で検出できないので「完全消失」「完全反応（コンプリート・レスポンス）」などとされますが、それでも体内にはがん細胞が１００万個以上も残っていて、いずれ盛り返してきます。

効かない抗がん剤がはびこるカラクリ

このように、抗がん剤治療の有効性を詳しく検証すると、「抗がん剤が役に立つ」と言えるのは、悪性リンパ腫や睾丸のがん等、全がんの１割にすぎません。なのに日本では、ほとんどの患者さんが、抗がん剤治療を受けさせられています。

しかも日本独特の、効果の低い経口抗がん剤による治療が多い。そもそも日本の製薬メーカーでは、抗がん剤の開発には限界があります。欧米では年商数兆円規模の製薬会社が、20年がかりで世界レベルの臨床試験を重ねて、やっと開発にこぎつけます。

日本の製薬会社にはそんな体力はないし、日本ではきちんと臨床試験を行うのも難しい。まず「くじ引き試験」と言われる、患者さんを無作為にいくつかのグループに分けて「抗がん剤を使う群」「手術だけの群」などと条件を分けて行う比較試験ができません。日本は平等国家ですから。アメリカのように不平等な国か、ヨーロッパ諸国のように、個人主義が発達している国でないと、きちんとした臨床試験は無理なんです。

その結果、このあと詳しくお伝えしますが、日本限定の甘い基準によって認可された抗がん剤で堂々と、治療という名の人体実験が行われ、患者さんがバタバタと死んでいます。

日本には抗がん剤専門医がほとんどいなくて、外科医が薬物治療にまで関与しなければならない。それも、抗がん剤がいいかげんに乱発される温床になっています。

抗がん剤はもうかる

また、抗がん剤は大変高価な薬ですから、たっぷり使えば使うほど、病院の収入は増え、製薬会社もうるおう。それも乱発の一因です。

「もうからない」ことはあと回し。たとえば「乳がんには、この経口抗がん剤は効果がない」とわかっていても、より効果のある方法を前向きに考えることはない。人件費と手間を考えると採算が合わないからです。

医学は科学なのに、治療法を決める動機のかなりの部分が「もうけ」にある。

本来は学会が新しい医学を広めたり、教育指導する立場にありますが、日本の学会は役割を果たしていません。健康行政にかかわる官僚も含めて、「自分たちの一挙手一投足が多数の人命にかかわる」という発想にはならない。利権がからんでいるからです。

整理すると、抗がん剤の開発・販売でもうける製薬会社。その製薬会社から多額の寄付などを受けて治療ガイドラインを作る学会幹部。そのガイドラインを丸暗記して専門医資格試験をクリアするがん専門医。ガイドラインに沿った治療を行わないと、医療裁判になったときに負けるから、治療も、盲目的にガイドライン通りに行われます。

天下りの問題もあります。2010年、厚労省は自ら、同省や国立病院に在籍していたことのあるOB29人が、国内の製薬会社15社に再就職していた、と発表しています。病院は抗がん剤を使うほどもうかり、患者・家族は「医者の言うことをきかないと見捨てられる」という恐怖があるから素直に従う。マスコミは「がん難民」「夢の抗がん剤」などと患者をあおって販売部数や視聴率を上げようとする。がん産業が巨大化するほど、国の税収は増える。がんが実にいろいろな人の「めしのタネ」になっていて、持ちつ持たれつ。抗がん剤は特にもうかるから、拒否する人が増えると困る人が無数にいる。そこがいちばん大きな問題です。

抗がん剤の縮命作用

図7のA（実線）は、およそ100年前、手術も抗がん剤もなかった時代の、乳がんの患者さんの生存曲線です（*Br. Med. J.* 1962; 2〈5299〉: 213）。B（点線）はアメリカの世界的に有名ながん専門病院で抗がん剤治療を受けた患者さん群です（*J. Clin. Oncol.*

図７　抗がん剤使用・未使用の生存曲線
A　約100年前の対症療法のみの乳がんの生存曲線
B　臓器転移乳がんにおける多剤併用化学療法（著者作成）
C　抗がん剤の繰り返し治療の生存曲線

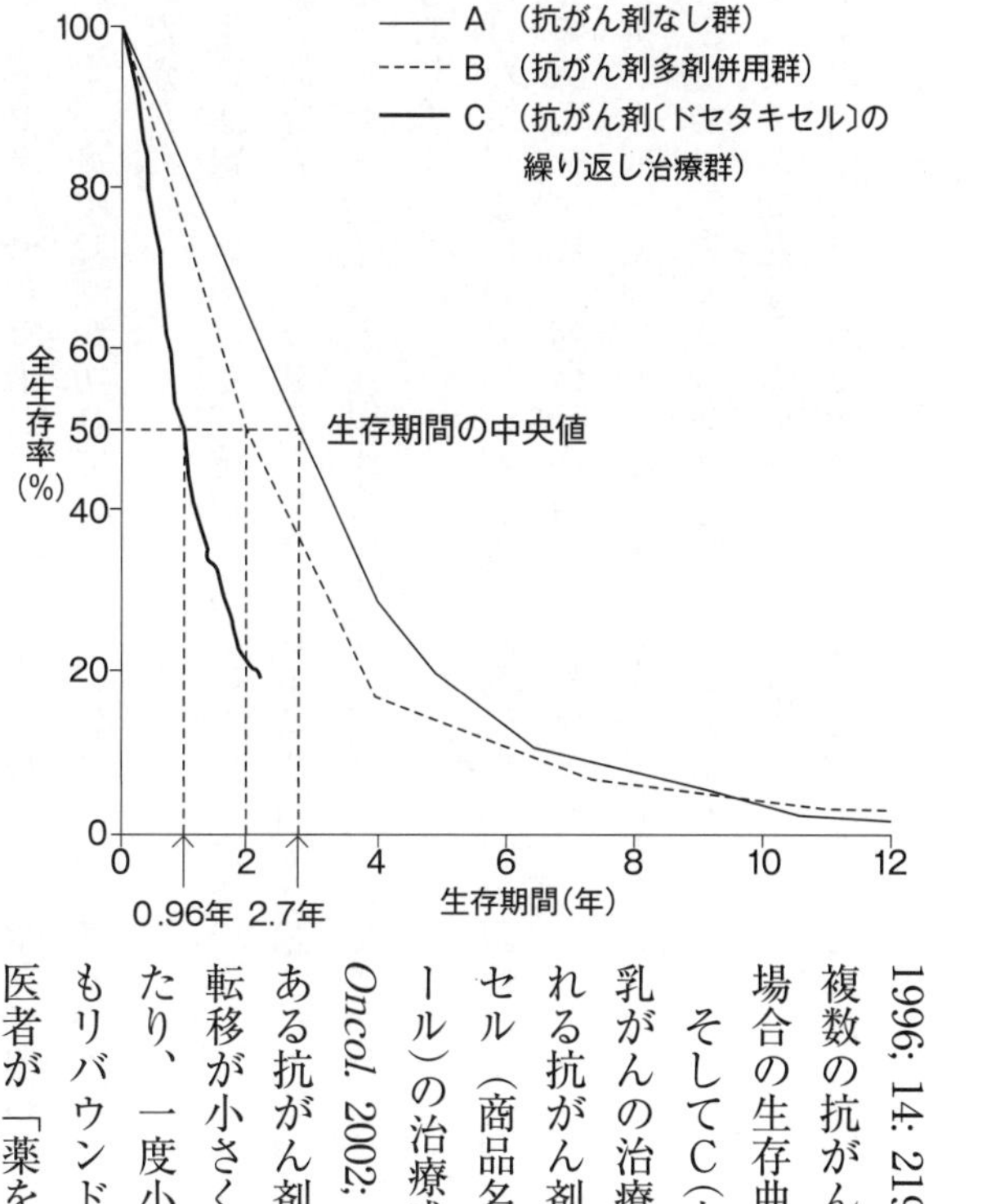

1996; 14: 2197）。これは、複数の抗がん剤を試した場合の生存曲線です。

そしてC（太い実線）は、乳がんの治療によく使われる抗がん剤、ドセタキセル（商品名・タキソテール）の治療成績（*J. Clin. Oncol.* 2002; 20: 2812）。ある抗がん剤で乳がんの転移が小さくならなかったり、一度小さくなってもリバウンドした場合に、医者が「薬を変えてみよう」と提案してドセタキセルで治療した場合です。なんと、生存期間中央値が、1年にも満たないんです。途中で線が切れているのは、患者さんの多くが亡くなったので調査が打ち切られたから。

この3つの生存曲線を比べると、抗がん剤がいかに効かないか、よくわかると思います。イタリアの研究者が、1995〜2000年に欧州で承認された抗がん剤12種類の治療効果を追跡したら「今までの治療法に比べて、患者の生存率などに違いはなかった」という報告もあります。

効かないだけなら、まだいい。どんな抗がん剤にも、強い毒性による、拷問のような副作用、そして急死を含む「縮命」作用が伴います。

固形がんに抗がん剤を使っても、副作用と縮命効果しかない。にもかかわらず抗がん剤が多用され続けている裏には、製薬会社と医者の癒着によるデータのでっち上げや、医薬品認可プロセスの問題などもからんでいます。

これは、がんの治療にかかわる医者たちにとって、患者さんに最も知られたくないタブーのひとつでしょう。

欧米の常識は、抗がん剤＝毒

がんが見つかると、患者も家族も多くは「治療しない」ことに耐えられず、「やれることはすべてやりたい」というワナにはまります。

その中には抗がん剤も含まれます。

１９９０年、アメリカ議会に提出された技術評価局報告書は、「抗がん剤、放射線などは病巣を一時的に縮小させるが、この縮小は無意味であり、延命効果が認められないうえに、患者の生活の質を悪化させる」と断定しています。

抗がん剤を使うと、がん細胞が急速に抵抗力をつけ、かえって悪化するだけでなく、患者の免疫や肝臓などの機能に壊滅的打撃を与えるという意味です。

厚生省（当時）の研究班も、手術後の抗がん剤使用について「延命効果、生活の質の向上効果がない」と認めています。

抗がん剤は、１割のがん（小児がん、血液のがんなど）にしか効かないことを専門家も認めています。また、日本で認可されている抗がん剤の半分以上が、欧米では認可されていません。

日本では、抗がん剤が医薬品として認可されるためには、臨床試験で、奏効率が2割でよく、その際、治癒効果、延命効果などは、考慮されてきませんでした。

奏効率が2割とは、「2割の患者が、4週間以上腫瘍の大きさが半分以下になればよい」ということ。つまり8割の患者に無効でも、4週間だけの効果でもよいということです。

最近は抗がん剤によって引き起こされる嘔吐などを抑制するため、吐き気止めが使われています。今まであった吐き気がなくなると、患者さんは「抗がん剤が効いている」とカン違いして、今までより長期間、抗がん剤の治療を受けることになります。すると、抗がん剤の毒性がますます強く出て、寿命を縮める結果になることが多い。

抗がん剤にはNOと言おう

もし患者さんが「抗がん剤治療はイヤです」とキッパリ言ったら、どの医者も驚いた顔をして、なんとか治療を受けさせようと、なだめたり、すかしたりするでしょう。

「責任、持てませんよ」「やらなきゃ死んじゃうよ」「信じられない」「つきあってられん」

「違う医者へ行ってくれ」。これらは、僕の患者さんたちが、実際に医者にこう言われたと話してくれた言葉です。

日本には「がんなら抗がん剤治療を受けるのは当たり前」という風土が完全にでき上がっていますから、医者たちのこういう反応は、当然予測されることです。

しかし、たったひとつしかない自分の体、自分の命です。医者の言葉に惑わされず、自分の頭で考え、自分の意志で判断することです。

がんに限らず、医療では、治療自体は医者にやってもらう必要がありますが、治療方針まで医者に選ばせる必要は全くないし、指図される筋合いもありません。

医者に「すべてをお任せ」してはいけません。患者さんが黙っていれば、当たり前のように抗がん剤治療が始まり、いつまでも続けられ、命が縮みます。

イレッサで死者857人。延命効果なし

イレッサに代表される新しいタイプの抗がん剤「分子標的薬」が、このところ続々と登場しています。

がん細胞を効率よく狙い撃ちできる、というのが分子標的薬の売り。

従来の抗がん剤は、正常細胞もがん細胞も含めた不特定多数の「増殖スピードが比較的速い細胞」をターゲットにしていました。

それに対して分子標的薬は、「細胞の増殖、浸潤、転移などに関わる、がん細胞に特有の分子」をターゲットにします。がん細胞を狙って作用させられるなら、副作用を抑えながら治療効果を高めることができるはずです。

しかし、現実は真逆でした。

肺がん治療薬イレッサは2002年、「画期的な夢の新薬」としてさっそうと登場し、世界に先駆けて日本で発売されました。しかし、医者がイレッサの副作用のことなどをよく知らずに、安易に投与したケースが多かったこともあり、たくさんの患者さんが重い副作用としての間質性肺炎に陥りました。

4000人以上の患者さんの、大規模な追跡調査が行われ、06年にその結果が報告されました。イレッサを服用して間質性肺炎や急性肺障害を発症した人は約4%、亡くなった人は約1.6%にものぼりました。100人がイレッサを服用すると、1~2人が亡くなる、という恐ろしい薬害です。特に「間質性肺炎などの肺障害がある」「喫煙歴がある」「体力が低下している」などに該当する人は、イレッサによる重い副作用を被りやすいことがわかっています。

その間に「イレッサには延命効果がない」という臨床試験結果も発表されています。

2012年9月末時点での死亡者数は、報告されているだけでも857人。

死も副作用のうち

イレッサをめぐる大々的な医療訴訟では、被告である大手製薬会社、アストラゼネカ社が「患者は下痢や脱毛といった副作用だけでなく、死もある程度の副作用として受容している」「延命効果が否定されても他の指標は良好」「イレッサの危険性は他の抗がん剤に比べて高いものではない」と正当性を主張し続けています。

分子標的薬は、がん細胞に存在する特定のタンパクだけに抱きつき、その働きをさまたげる物質で、血液のがんである慢性骨髄性白血病では、目ざましい効果がありました。

それで固形がんに対しても、乳がん、肺がん、大腸がん、腎がん等でさまざまな分子標的薬が開発・認可されています。

しかし、固形がんには延命効果は認められなかったんです。

その理由はまず、細胞内の分子の働きが複雑だから。各細胞には2万種以上ものタンパクがあるので、そのうちひとつを分子標的薬で抑え込んでも、ほかのタンパクによって細胞機能を維持できる場合が多いのです。

また、ターゲットになるタンパクは正常細胞にも存在するので、それを死滅させた結果毒性が生じて、時には患者さんを死に至らしめる。だから十分な量を投与できない。

従来の抗がん剤から進化したつもりが、結果は同じだったわけです。

アストラゼネカ社の「死ぬのも副作用のうち」「延命効果がなくて、なにが悪い」「ほかの抗がん剤だって、あぶなさは似たり寄ったり」と言いたげな開き直り。これが製薬会社の本性です。

がん幹細胞の存在からがんの原理を考えると、固形がんを治せる「夢の新薬」は、今までもこれからも、人類には開発不可能です。理論や机上の実験と、生身の人間の体の中は全く別なのです。

第5章

予防医学が余命を削る！

百害あって一利なしのがん検診

がんの早期発見・早期治療、つまり検診が有効だというエビデンス（医学的証拠）は、世界中を見わたしても、ひとつもありません。

もし内視鏡検査で早期のがんが見つかったとしても、「それを放っておいたら命にかかわるのかどうか」は、誰にもわかりません。一方、症状が出てから治療しても、治る可能性もあります。けれども、手術で切り取られると、どちらも証明しようがありません。少なくとも「早期がんを発見できた。早期治療できれいに取った。おめでとう」という、単純な話ではないということです。

一方、放射線には明らかに発がん作用があり、日本人の医療被ばくは世界一多い。その一因は、集団検診や人間ドックで行われるレントゲン撮影やＣＴ検査です。

また、内視鏡検査でも事故が生じることがあるし、消毒が不十分な場合には、感染の危険も生じます。

いくら早期発見して治療をしても、日本人のがん死は減らない。ここから、がんには「早期発見できる大きさになる前に転移する本物のがん」と「転移する能力のないがんもどき」があることがわかります。

どちらにせよ、治療は痛みなどが出てきてからで十分。

がん検診は百害あって一利なしです。もし、元気でごはんもおいしいのに、がんを「早期発見」されてしまったら、検診したことを忘れるのがいちばんです。

早期発見は「患者を呼ぼう」医学

「避けられる死を防ごう！」と、がんを始め、あらゆる病気の早期発見、早期治療をゴリ押しする「予防医学」が大はやりです。僕は「患者を呼ぼう医学」と言っています。

がん検診のPR文句は「早期で見つければ、がんは決して怖い病気ではありません」。実は「がんもどき」を見つけて取っているだけだから、がん死は全く減っていません。

医者は毎年何千人も生まれているのに、日本の人口は年々右肩下がり。病人、けが人だけ診ていたら、患者さんは先細りです。それで健診・検診で元気な人の中から「病気」を掘り起こし、いらない治療をして、医療界の繁栄を図っている。医者不足の問題も、意味のない健診、がん検診、人間ドックに人手が取られ、救急医療など絶対必要な部分が手薄になっている、という構造があります。

フィンランド保健局が15年がかりで行った追跡調査で、「医者の健康指導は、体によくない」ことが、はっきりしています。「まじめに定期健診を受け、異常が見つかったらライフスタイルを改善したり、治療をする」という努力は皮肉にも、命を縮めるんです。

調査では、生活環境と健康状態の似た40〜55歳の管理職の男性を、くじ引きで600人ずつに分けました。

そして「介入群」の600人は、4カ月に1度ずつ5年間、医者の健康指導を受けて、運動不足なら運動プログラムに取りくみ、タバコはやめ、食事は摂取カロリー、飽和脂肪、コレステロール、アルコール、砂糖を減らす。一方で不飽和脂肪(主にマーガリン)、魚、鶏肉、子牛の肉、野菜の摂取を増やしました。高血圧、高コレステロールの人は降下薬を服用。厳しい介入でしたが、75%が医者の言いつけをしっかり守りました。

あとの600人は「放置群」。健康管理についてなにも言われませんでした。

5年間の試験期間のあとは全員、自由に任せたら、10年後、信じがたい結果が出ました。せっせと「体にいいこと」に励んだ介入群は、病死、自殺、事故死、総死亡数とも、すべて放置群よりずっと多かったのです。

この皮肉な結果から「薬を使っていくら数値を改善しても、健康長寿にはつながらない」「検査で異常があると言われて落ち込んだり、いやいや運動したり、好物をひかえなければならない精神的ストレスは、寿命を縮める」ことが推測できます。

日本では単に「体によさそうだから」と定期健診やがん検診がはじまり、フィンランドの政府のように調査して効果を確かめることもなく、ここまで続いてきています。

体は自分のものです。検査の数値に従わないで、体の声を聞いてください。

日本でだけ盛んながん検診

がん検診は、日本でだけ盛んに行われています。欧米では肺がん検診や胃がん検診はほとんど行われていません。なのに欧米では日本より数十年早く、胃がんが減ってきています。

欧米でがん検診がすたれたのは、くじ引きでグループ分けした比較試験の結果、検診をしても、しなくても、死亡率はほとんど変わらないという結果が出たからです。

アメリカでトップの医療体制を誇る医療機関「メイヨークリニック」では、9000人のヘビースモーカーを集めて11年間、肺がんのくじ引き比較試験が行われました。死亡数は検診群のほうが多く、ほかの同じような試験でも、すべて結果は同じでした。

そのため欧米では、肺がん検診が行われなかった。

ところが日本では、アメリカで肺がん検診が無効という結論が出た次の年から、肺がん検診を始めてしまった。

がん検診で本当にがんを治せるのなら、何百万人が検診を受けている日本では、がん死亡数は欧米に比べて激減していなければならないのに、激増しています。

乳がん検診群のほうが短命

女性たちにも、あの手この手でがん検診がすすめられています。

しかしカナダの5万人調査で、レントゲンによる乳がん検査、マンモグラフィでは「総死亡率はむしろ検診を受けた群のほうが高い」という結果が出るなど、女性のがんに対しても、やはり検診は百害あって一利なしと言うほかありません。

僕は今まで、女性の乳管内の「がん」が小さくなったり消えたケースを、たくさん見てきました。結論としては、前述したように、世間で「乳管内乳がん」と呼ばれている病変は良性で、女性ホルモンに対する反応がある人に強く出た「乳腺症」にすぎない。

しかし、この結論は「異端」扱いしかされないと思います。困る人が多いからです。「乳管内の乳がんは、がんではなく乳腺症」という近藤説を受け容れたら、検診の根底がゆらぎ、放射線診断医を含めたマンモグラフィ業界の人々が、みんな仕事を失います。組織診断のための、顕微鏡による病理検査にかかわる人。「治療」のために乳房を切り取る手術をする外科医。乳房を失った患者さんのために、乳房再建術をする形成外科医。みんな仕事が激減します。

また乳管内の「がん」を「実はがんではない」「良性」と認めてしまうと、ほかにもいろいろな「がんもどき」の存在を認めなければならない。すると病理診断のベースがガラガラと崩れてしまい、困ったことの連鎖が起きます。

だから多くの専門家たちは、どんな手を使ってでも、マンモグラフィ検診を推進し続けるでしょう。ただの乳腺症なのに、乳房を丸ごと切り取られる。そんな悲劇を避けるには、検診から逃げるしかありません。

子宮頸がんワクチンで防げるのは、がんもどき

最近「子宮頸がんワクチン」と称し、パピローマ・ウイルスの予防ワクチンの接種が、小中学女子にも盛んに奨励されています。しかし、何度でも繰り返しますが、がんの予防には全く無意味です。

子宮頸がんの原因は、性行為で感染するヒト・パピローマ・ウイルス。このウイルスは子宮頸部の上皮を増殖させ、イボを生じさせ、粘膜を増殖させて、がんとそっくりの病変をつくります。しかしこれは、遺伝子の傷ではなく感染が原因の「上皮細胞の慢性変化」「慢性感染症」でしかありません。

診療を国が仕切るスウェーデンのデータなどを見ると、検診で発見されるゼロ期のがんは、部位に関係なくほぼ「がんもどき」。

僕自身も10人以上の治療しない子宮頸がんを診てきましたが、ゼロ期と思われた数人の病変は、やがてすべて消えました。ゼロ期の子宮頸がんには、ほぼ100%、ウイル

ス感染が見られます。しかし「ワクチン接種で本物の子宮頸がんを防ぐことができた」という実証は、ひとつも出ていないんです。

子宮頸がんワクチンは、副作用も心配です。肩の近くの筋肉に注射するので大変痛くて、失神、発熱、頭痛などの訴えが続出しているほか、長期間にわたって運動機能低下や歩行不能が続いているケースもあります。

検診で子宮頸がんが見つかって、治療をする場合のことも、お話ししておきます。日本では1期～2期は手術、3期～4期は放射線治療が行われています。欧米では1期～4期のすべてが放射線治療の対象です。治療成績は、1期と2A期では手術と放射線治療の生存率は同等、2B期では放射線のほうが上回っています。

もし手術を選んでしまうと、骨盤の中にあるリンパ節まで広く切除されます。また周囲の、膀胱や直腸を支配する神経まで切れてしまいます。

すると排尿・排便がうまくいかなくなる。子宮がん切除手術を受けた患者さんの一部はカテーテル（管）を、そのつど尿道にさし込んで排尿しなければならなくなります。

さらに、前述したように膣の長さが3分の2になって、セックスもつらくなります。

放射線治療ならば、手術と比べものにならないほど合併症や後遺症が軽くすみます。特に1B〜2A期では、全摘術ではなく放射線治療をすべきです。

実は原発事故よりこわい、医療被ばく

3.11以後、日本人は放射線被ばくに神経をとがらせ、「低線量なら安全だ」「いや、どんなに微量でも危険らしい」と、ピリピリしています。

実はレントゲン、CT（コンピュータ断層撮影）検査などによる「医療被ばく」のほうが、よほど危険なのです。

原子力産業では作業従事者が、毎年5ミリシーベルト程度ずつ被ばくして、後年白血病が生じると、業務上の疾病として労災補償の対象になります。この5ミリシーベルトというのは、胃や大腸の検診では、たった1回で被ばくする程度の線量なのです。

労災の対象になるほどの被ばくを行政が推進しているのですから、これこそ本末転倒。「健康のための検診でがん患者を作りだす」というバカバカしいことが行われています。

国内のCT装置の台数はダントツ世界一で、全世界の設置台数の3分の1以上を占め

ています。放射線検査による国民被ばく線量も、発がん死亡率も、世界ワーストです。日本の医療現場では、がん検診などによって、1年間で長崎、広島に落とされた原爆の数発分の放射線量を受診者や患者に当て、医療被ばくによるがんで亡くなる人は推定、毎年13,500人という説もあるほど。

イギリスの研究によると、日本は「がん死亡の3.2%は医療被ばくが原因」「世界15カ国中、最もCT検査回数が多い」「発がんへの影響は英国の5倍」という医療被ばく大国（2004、医学誌『ランセット』）です。欧米の医療の専門家たちは、医療被ばくの発がんリスクを前提にして、患者保護に動いています。

しかし日本ではいまだに、医者も患者も「まずCT」「なんでもCT」。医者たちは、高価な機器のモトをとるためや、「問診や聴診よりもうかる」から、放射線の検査を乱発しています。そして内科医や外科医の多くは、放射線の線量単位であるグレイやシーベルトやベクレルの意味、違いすらわかっていない。被ばくの危険や放射線防護・管理の実際などについての知識もなく、なにも知らない子どもも同然です。

CTスキャンの被ばく線量は、レントゲンの200〜300倍！

CT検査では、360度全方向から体にエックス線を当てて、人体の輪切り映像を見て診断します。被ばく線量はレントゲンの200〜300倍！　これは1回だけのCT撮影でも、発がん死亡のリスクが生まれる量です。45歳の人の場合、「被ばくにより発がん死亡する」確率は、全身CT1回で1万人中8人（0・08％）、30年間毎年受けると、1万人中190人（1.9％）と推定されています。

胸部だけのCT検査でも、医療被ばく線量の多さは脅威です。原発事故のあと国が避難の目安にした「年間」の被ばく線量は20ミリシーベルトでした。胸部CT検査は1回でその半分、10ミリシーベルト前後。たいてい「造影CT」といって、1回撮影したあと、造影剤を静脈に注射しながらもう一度撮影するので、2回で20ミリシーベルト。腹部・骨盤CTは1回で20ミリシーベルト。造影CTまでやればその倍になります。

しかも、日本で行われているCT検査の8〜9割は、必要のないものなんです。

国や医療機関は、医療被ばくの危険などないと、偽りの説明を繰り返しています。原発推進のために、国や電力会社が「原発は安全。放射線に危険はない」と言い続けてきたのと同じように。

検診車によるがん検診にも、注意が必要です。

ほとんどの方は、職場や地域に出張してくる検診車で、がん検診を受けると思います。検診車のレントゲン撮影は間接撮影で行われます。そのため病院で受ける直接撮影に比べ、間接撮影の放射線被ばく線量は何倍も多くなります。

その上、直接撮影に比べて画像の質が悪いため、バリウムの泡とポリープとの区別がつかないほど。

間接撮影で早期発見された胃がんは、指摘されたところとは全く別の場所にあることのほうが多いそうです。

アメリカでは、精度が悪く放射線量の多い間接撮影は取りやめられています。日本は今も使っています。自治体や職場のレントゲン撮影は、ほとんど犯罪に近い代物です。

メタボ健診は寿命を縮める

太めの人は、標準体型の人より死亡リスクが6％低い……。

日本のメタボ健診がひっくり返りそうな分析結果が、２０１３年1月、米国医師会誌に発表されました。健診でメタボと言われて、朝は野菜ジュースだけにしたり、肉を食べないことにしたり、ダイエットに励んでいる人は、とても多いと思います。

しかし米疾病対策センターのＫ・フリーガル氏らの研究チームが、北米、欧州、南米、アジアの成人２８８万人の健康に関する研究データを分析した結果は、意外なものでした。

サンプル対象者のうち約27万人が研究対象期間内に死亡しましたが、年齢や性別、喫煙歴などの条件をととのえて比べた結果、ＢＭＩ（身長と体重から求める肥満度指数）で「過体重」に分類されたグループのほうが、「普通体重」とされたグループよりも、死亡リスクが６％低かったんです。

またＢＭＩで30以上35未満……身長１６０センチで体重80キロ前後もあるような、日本では太りすぎとされる「肥満Ｉ度」のグループも、対象期間の死亡リスクが５％低かった。

肥満度	日本肥満学会	WHO基準
BMI 18.5未満	低体重	低体重
BMI 18.5以上25未満	普通体重	普通体重
BMI 25以上30未満	肥満１度	過体重
BMI 30以上35未満	肥満２度	肥満Ⅰ度
BMI 35以上40未満	肥満３度	肥満Ⅱ度
BMI 40以上	肥満４度	肥満Ⅲ度

（注）ＢＭＩ＝体重キロ÷（身長×身長ｍ）

例 体重70キロ、身長１６０センチならＢＭＩ＝70÷（1.6×1.6）＝27・3で「過体重」となります。

日本肥満学会はこれを「肥満1度」として、むやみに肥満リスクをあおっています。

ただし、ＢＭＩ35以上（肥満Ⅱ〜Ⅲ度）…身長１６０センチで体重90キロを超える、本格的な肥満の人の死亡率は「普通体重」に比べて、さすがに29％も高くなっていました。

やや太めのほうが長生きする理由として、研究チームが挙げたのは「体脂肪が増えると心臓を保護する」「慢性疾患にかかったときに、体脂肪が多いほうが体力が保てて有利」など。

僕もがんの患者さんに「体の抵抗力をつけるのがいちばん。特にコレステロールは細胞を丈夫にするので、減らさないことが大事です。ウナギでもトロでもステーキでも、好きなものをなんでも食べて、ちょっと太ったほうが長生きしますよ」とアドバイスします。

がんを治療しない、と決めた患者さんが、自分で見つけてきた食事療法に走ったら、今までおとなしかったがんが、信じられないような増殖のしかたをして、あっという間に亡くなられた。そういうことが今までに2度ありました。

食事療法というのは「玄米と野菜しか食べない」「牛肉と乳製品は食べない」など、ないない尽くしの、体重を激減させるものがほとんどです。すると体力が落ちて、がん細胞をのさばらせてしまうのではないかと思います。

メタボ健診でなにか言われても、よほどの肥満体でない限り、好きなものをバランスよく楽しく食べるのが、長寿のもとです。

がん、老化と共生する生き方

1996年、厚生省（当時）は高血圧、高コレステロール血症（高脂血症）、糖尿病などの呼び名を、それまでの「成人病」から「生活習慣病」に改めました。「食事や運動などの生活習慣がよくないから病気になるんだ」と言わんばかりに。そして健診を国民の義務にして、メタボを取り締まり、血圧や血糖値が「基準値」からハミ出るとクスリで数値を改善、などの指導がうるさく行われるようになりました。

僕は病院で患者さんの診察をしていますが、自分が診てもらうことはありません。

大人になってから、ねんざを骨折と間違えたとき以外は、病院で検査や診察を受けたことがない。採血も30年以上したことがないし、薬も歯の痛み止め以外、飲んだことがありません。うちには血圧計も体重計もないので、自分の血圧も正確な体重も知りません。

今の日本で大人が「病気」だと思っているのはほとんど「老化現象」で、医者にかかったり、薬を飲んだりして治せるものではないからです。

老化に抵抗するなんて、川の流れに逆らうようなものです。

年をとると体のふしぶしにガタがきて、あちこち痛んだり、調子が悪くなるのは当たり前。痛みも不調もだましだまし、うまく折り合いをつけていくしかありません。

体の具合が悪いとき、病名がつくと安心し、「年のせい」と言われるとムッとする人が多いけれども「体も自然の一部」ととらえたほうがいいですね。

これは、がんになったときも同じだと思います。

老化とは細胞の遺伝子に傷がつき、それが蓄積して、体にさまざまな障害を引き起こす肉体の変化のこと。がんもまさに老化現象です。

老化も自分自身のことだし、がんも自分自身のこと。

「これも自然の摂理」ととらえて、できる限り仲よくつき合っていく、というのが、いちばん理にかなっています。

基本は、ローリングストーンズです。転がる石は、苔むさないのです。

体も頭もほどよく動かして、サビつかせない。

喜怒哀楽を豊かにして、五感をよどませない。

気の進まないことからは遠ざかり、「生きる喜び」を大切にする。

手も足も口も脳も感情も感覚も、ほどよく動かし続ける。

よく歩くようにすれば、血液が下半身に滞留しないでスムーズに体をめぐり、自分の体に合った血圧が保たれやすくなります。

声を上げてアハハと笑えば、表情筋も横隔膜も動くし、呼吸も深くなり、血行がよくなるので体も温まります。

おいしいものを食べたり、好きなことに打ち込んで幸せな気分になると、セロトニン、ドーパミン、エンドルフィンなど、意欲やモチベーションを高める物質がわいて、人生が楽しくなります。

すると、少々の不調は忘れられるし、がんが爆発的に増えることもないのでは、と多数の患者さんを診てきた経験から思います。

「よどまない」ことが、自然の摂理にかなった最高の健康法、という気がします。

第６章

限られた余命を、どう生きるか

態度を決める自由

自分の余命はもう、長くはないかもしれない……。

ひたひたと死の足音が近づいてきたときのことを、考えておきましょう。

最も苛酷な「最後の日々」を生きた人々の中に、第二次世界大戦中、ナチス・ドイツに捕らえられ、アウシュビッツ強制収容所に送られたユダヤ人がいます。

到着と同時に7割がガス室に送られ、残りは朝から晩まで強制労働。9割以上が飢え死にしたり、銃殺刑などで殺されました。

心理学者V・フランクルはそのアウシュビッツを生き延び、なにが人々を支える最後の「心のとりで」になったかを、著書『夜と霧』（みすず書房）に記しました。

囚人たちは朝から晩まで穴掘りなどの重労働をさせられ、食事は薄いスープと黒パン。トイレは定時に、一斉に穴に垂れ流し。冬は氷点下20℃まで冷え込む、すきま風の吹くバラックで、穴あき毛布1枚にくるまって寝る……という毎日でした。

しかし、どんなに最悪な状況にあって身動きがとれなくても、「その状況に対する態度を決める自由」だけは決して失われない、とフランクルは説いています。

〈人間とは、常になにかを決める存在だ。人間はガス室を発明したが、同時に、ガス室に入っても、毅然としていられる存在でもある〉

この「態度を決める自由」こそ、人間をほかの動物と分ける、大きなとりでだと。

心のよりどころ、というとりで

アウシュビッツでも、絶望して自ら高圧電流の流れる鉄条網に触れて命を絶つ人、恐怖にとらわれて発狂する人、気力を失い投げやりになる人……。「状況に対する態度」は、人それぞれでした。

フランクルによれば、生き延びた人に共通していたのは、愛する人や信念のような、強い「心のよりどころ」があったということ。

「思いつくかぎりでもっとも悲惨な状況、できるのはただこの耐えがたい苦痛に耐えることしかない状況にあっても、人は内に秘めた愛する人のまなざしや愛する人の面影を精神力で呼び出すことにより、満たされることができるのだ」

そして、フランクル自身には「収容所を出たらこの出来事を本にしよう」という願い、

「決してあきらめない」という強い意志がありました。

「収容所にはまだ発疹チフスはひろまっていなかったが、生存率は5％と見積もっていた。そして、そのことを人びとに告げた。わたしは、にもかかわらずわたし個人としては、希望を捨て、投げやりになる気はない、とも言った」

そして、すばらしいこの世界への感動を忘れないこと。こういう場面があります。

囚人たちが疲れ果て、栄養失調で衰え、死んだように土間に横たわっていると、一人の仲間がとび込んできて「きょうの夕焼けのすばらしさ」を告げます。すると囚人たちはよろよろと立ち上がり、外に出る。かなたには「暗く燃え上がる美しい雲」があり、みんなは黙って、ただ空をながめます。息も絶え絶えなのに、みんなが感動します。数分の沈黙のあと、ひとりが「世界って、どうしてこうきれいなんだろう」……。

人間はどんな極限状態におかれても、自分の意志でくじけないでいられるし、最後の瞬間まで、感動し続けることができるのです。

人は死んでも、まわりの人の心に生き続ける

僕がたくさんの患者さんの死に立ち合ってきて思うのは、「人は、死んでも家族や友人知人の心の中に生き続けるから、いいイメージを残して逝かないと、残された人がかわいそう」だということです。

ひとりの人間が死に至る姿は、まわりの人々の心に深く刻まれます。「あの人は最後まで運命をのろい、人をうらんで死んでいった」ではなく、できる範囲で「最後は本当にやさしくなって、よくありがとうと言ってくれた」「死ぬまぎわに、ほめてくれた」というほうが、まわりはどれだけ救われるでしょう。苦しくても、まわりを思いやる気持ちを失わないようにしましょう。

僕は、死が目前に迫っていることを悟っていて、わかってくれそうな人には「これから亡くなることになるけど、あなたは立派な患者だった。死んでもみんなの心の中に生きていくんだから、きちんと死になさい」と言います。

立派というのは、がまんです。英語のペイシェント（患者）の意味は「がまんする人」。まわりの人のために、がまんをしましょう。

僕自身もできるだけ明るく、みんなの負担にならないように死んでいきたい。

学生結婚したときに「疲れたという言葉やグチを、家族にこぼさない」と心に決めて、40年以上、守ってこれたので、明るく逝けるんじゃないかと思っています。

どのように、人生を去るか

でも、自分と向き合うときは、正直でいたい。

最後の文士、と言われた高見順は食道がんに侵され、手術を繰り返して、58歳で生涯を閉じました。

死の前年に発表された詩集『死の淵より』（講談社）は、2~3行書いては数日休み、そしてまた2~3行……と、絞り出すように記された、心の軌跡です。

「自分の死」は、頭で考えていた死や、自分以外の死とは全く別物だった。叫び声を上げて逃げ出したい、でも逃れることができない強烈な苦痛と、悲しみと、恐怖。

泣け／泣きわめけ／大声でわめくがいい／うずくまって小さくなって泣いていないで／膿盆《のうぼん》の血だらけのガーゼよ／そして私の心よ（「泣きわめけ」）

きれい事ではすまされない、死の床の本音が伝わってきます。

手術をしていなければ、もっと穏やかに逝くことができたのに、と思うと痛ましい限りです。

何度目かの手術の前に書かれたという詩「黒板」が、とても好きです。


病室の窓の／白いカーテンに／午後の陽がさして／教室のようだ／中学生の時分／私の好きだった若い英語教師が／黒板消しでチョークの字を／きれいに消して／リーダーを小脇に／午後の陽を肩さきに受けて／じゃ諸君と教室を出て行った／ちょうどあのように／私も人生を去りたい／すべてをさっと消して／じゃ諸君と言って

死の淵で、自分はなにを思うのか。どうふるまうのか。どのように人生を去りたいか。

「自分自身の死にぎわ」は、すべての人にとって、人生の大テーマです。

もし僕が進行がんになったら

余命について、いろいろと考察してきましたが、さて、もしいま僕自身が進行がんだとわかったら、どうするだろう。

そのときの心境は「いよいよきたか」という感じでしょう。

がんには老化現象という側面があるし、日本人の3人に1人はがんで亡くなっている。還暦を超えて、がんにかからないですむと思うのは、「死ななくてすむ」と思うのと同じぐらい能天気です。そして「好きなことに打ち込んで、自由に生きてこれた。いい人生だった。いつ死んでもいいや」という気持ちもあるので、あまりジタバタしないですむのではないか（みっともなく泣いたりわめいたりしたら、お許しを）。

ただ、痛いのや苦しいのはいやだし、チューブにつながれるような、尊厳のない闘病生活もなんとか避けたい。

また「いつ死んでもいい」と言っても、必要もないのに死ぬことは願いません。

だから、今あるがんを抱えて苦痛なく生きていく方法を、とことん考えるでしょう。

僕は病院に行かないので、がんがわかるのは「ものが食べられない」などの症状が出て、調べたら胃がんで胃の出口が狭くなり、あちこち転移していた、というような末期段階でしょう。食事、呼吸、排泄だけは損なわれないように、狭くなったところを広げるステント挿入術などをして、痛みは鎮痛剤やモルヒネでコントロールする。

そしてできる限り、今までと同じ生活を続けたい。体力ががんに負けて寝たきりになったら。理想としては、自宅で、身内に看取ってもらうのがいちばん幸せだと思います。

治療法を自分で選ぶ

がんになったとき、命運を握るのは、治療法の選択です。これを間違えると治療死したり、副作用や後遺症で苦しむことが多くなるからです。

本書のまとめとして「治療法の決め方のヒント」をお伝えします。

僕は、もし医者でなかったとしても、治療法は自分で考えて決めます。

医者任せにすると、その医者が専門とする方法にこだわって別の選択肢には目を向けてくれなかったり、「やるからには徹底的に、これもやろうあれもやろう」と次々に治療を押しつけられて、こちらの負担が増えることになりやすいからです。

負担が増えても、生存期間が延び、治る確率が上がればいいのですが、たいていそうはならず、痛みや治療死や副作用、後遺症が増す結果に終わります。

それに対して、自分で決断すれば、それぞれの治療法のメリットだけでなく、デメリットにも目がいきますから、おおむねバランスの取れた選択ができるはずです。

現に僕の外来には、胃がんや肺がん、あるいは悪性リンパ腫など、さまざまな患者さんがセカンドオピニオン（第2の意見）を求めに来られるのですが、ほとんどの場合、患者さんのほうがそれぞれの担当医より思慮深く、賢明な結論に達しています。

治療法の決め方

治療法を決めるにあたり、僕ならこういうスタンスでいきます。

①がん細胞は自分の体の一部。だから敵対視しないで、共生する道を考えてみよう。

②がんの成長は、世間で思われているほど速くない。早期がんも進行がんも、今の大きさになるまでに、5年、10年、時には30年もかかっている。だから「治るか治らないか」の運命は、診断の前にほとんど決まっているはずだ。

③その運命が、診断後1カ月や2カ月のうちに変わるとは考えにくい。だから、あせらず腰を据えて、治療を受けることが損か得か、受けるとしたらどの治療法にするか、じっくり見極めよう。

④がんで死ぬのは自然なことだけれども、治療で死ぬのは不自然で、不条理だ。それに副作用や後遺症のない治療法はないから、治療のデメリットのほうもよく考えよう。

⑤治療が苦しくても、治療後にラクになることが確実なら、治療期間中と直後の時期はがまんしよう。

⑥逆に治療前より日常生活が苦しくなり、それが一生続くなら、本当の意味の治療ではない。手術で胃や食道などの臓器を摘出したら、わずかな例外を除いて、ふつう手術前より苦しくなり、不便が一生続く。従って摘出手術の多くは、治療として失格。

また副作用が強い抗がん剤治療も、ずっと続けなければならないなら失格。

⑦本物のがんはほぼ、治癒でなく延命が目標になる。しかし人それぞれの本来の寿命がわからないから、治療によって延命したのかどうか、本当のところはわからない。あるかないかわからないのに「延命をもたらす」という治療法に賭けると、人生がめちゃ

くちゃになる恐れもある。

⑧だから発想を転換して「日々の生活能力が保たれ、これからの日常をよりラクに過ごすことができる治療」を選ぶ。それは結果的に延命の可能性につながるだろう。

⑨たとえば手術と、臓器を残せる放射線治療がある場合は、放射線を選ぶ。がん切除手術はほとんど役に立たず、手術以外の治療法で十分という例が少なくない。たとえば、子宮頸がん、食道がん、膀胱がんの進行がん、前立腺がんなどは放射線治療をやってみて、手術を考えるのは、その結果を見てからで十分だと思う。

手術をするにしても、臓器を全部取るのではなくて縮小手術でよい場合がある。たとえば、乳房温存療法など。

日本では、がんの転移や再発予防と称してリンパ節の廓清《かくせい》(ごっそり取ってしまうこと)を非常に広い範囲に行うが、世界的にはその意味が認められていない。切除するにしても、もっとずっと狭い範囲でよく、リンパ節の廓清も必要ないことが多いから慎重に。

⑩医者に「この手術には1%の可能性がある」と言われたら、100%助からないと考える。まれに生きる人がいても、それは手術をしたからではなく、何もしなくても同

じだった。1％と言われた場合、手術で助かったり、いい結果が出る可能性はゼロ。

⑪巨大図書館、書籍・雑誌・新聞、ネットなど、あらゆる情報源にあたり、治療成績や生存率のデータも調べて、判断の材料をできるだけ豊富にしよう。

病院の外に、健康な日を3日下さい

最後に、半世紀にわたって読み継がれている『若きいのちの日記「愛と死をみつめて」の記録』（大和書房）から、詩を紹介します。著者のミコこと大島みち子さんは16歳のとき顔面の軟骨肉腫を発病し、入退院を繰り返しました。

18歳のときに入院先でマコこと河野実さんと出会って恋に落ち、それから3年1か月の間に約400通の手紙を交わしました。その単行本化作品『愛と死を見つめて』は大ベストセラーになり、その後、多くの映画やドラマが作られています。

ミコは、最後の1年は一度も退院できないまま、21歳で命を散らしました。日記には「明日二一歳。きっときっと元気になって、マコの愛情にむくいます、と書いたその瞬間から、また死の恐怖にとりつかれる」……と、恋人に言えなかった胸の内がさらけだされています。この詩は、死の4カ月前に書かれています。

病院の外に、健康な日を三日下さい。

一日目、私は故郷《ふるさと》に飛んで帰りましょう。
そしておじいちゃんの肩をたたいて、
それから母と台所に立ちましょう。
おいしいサラダを作って、父にアツカンを一本つけて、
妹達と楽しい食卓を囲みましょう。

二日目、私は貴方《あなた》の所へ飛んで行きたい。
貴方と遊びたいなんて言いません。
おへやをお掃除してあげて、
ワイシャツにアイロンをかけてあげて、

おいしいお料理を作ってあげたいの。
そのかわり、お別れの時、
やさしくキスしてネ

三日目、私は一人ぽっちで思い出と遊びます。
そして静かに一日が過ぎたら、
三日間の健康ありがとうと笑って
永遠の眠りにつくでしょう

巻末に載せたアンケートの「余命3カ月と宣告されたら、死ぬまでにしたいこと」に、多くの人はミコと同じように、「家族と楽しく過ごす」「身辺整理」「旅」……といった、ありふれた願いを記しています。

ふつうに歩いたり、食べたり、人と会ったりできること。あしたがあること。

ありふれた毎日を生きられることは、奇跡です。

ときどき「余命3カ月」「余命3日」とつぶやいて、それが現実になったときのことをありありと心に描いて、大切に、今日を生きましょう。

Q & A

余命のギモン　ケーススタディ

余命についての、よくあるお問い合わせをQ＆Aで解説します。本書の内容のおおまかな「まとめ」にもなっています。

ご自身や身近な方が、がんと診断されたり、余命を言われたときのケーススタディとしても、ご参考になると思います。

Q　父が「すい臓がんで余命3カ月」と宣告されました。見ている限り、そんなに早く亡くなるとは思えないのですが、「余命」というのはどうやって診断しているのですか？

A　すい臓がんで余命を言われたとなると、肝臓などの重要臓器に転移があるのでしょう。ただ、転移の個数や大きさは、患者さんによってまちまちです。また転移状況が同じでも、そこから病巣が大きくなるスピードもさまざまです。

余命のひとつの目安は「がんのしこりが、重要臓器のどのぐらいを占めるようになるか」。たとえば肝臓体積の8割を転移病巣が占めると、生存は難しくなります。

つまり、まずは患者さんそれぞれの病巣が広がるスピードを測らないと、余命の診断はできません。計測には最低3カ月かかります（P23参照）。そして、ていねいに診断作業を行った結果「余命3カ月」と判断した場合でさえ、実際の生存期間は1カ月であったり、6カ月だったりと、幅広いんです。

いきなり「余命3カ月」と断定する医者は、ウソをついているということです。

Q　私は会社の集団検診で胃がんが見つかり、「早期発見だからよかった」と言われました。手術をして、その後5年以上、元気に暮らしています。やはり、がんは早期発見で命びろいするのではありませんか？

A　集団がん検診が実施されている、胃がん、肺がん、大腸がん、乳がん、子宮頸がん等のがんでは、早期がんが治療で寿命が延びることはありません。

無意味な切除手術は、体を傷つけるだけ損です。「早期発見で手術をしたから助かった」というのはカン違いで、手術などしなくても害のない「がんもどき」だったんです。

がんは、他の臓器への転移があるか、ないかで運命が決まります。

がんで死ぬのはほぼ、転移する「本物のがん」に侵されたとき。

転移のないがんは、良性の「がんもどき」。大きくなっても、死ぬ心配はほとんどありません。私は乳がんの治療をしない患者さんを、70人以上診てきました。育たない、小さくなる、消えるなどの「がんもどき」も多かったし、大きくなる場合も、3センチのしこりが1年かけて1～3ミリ大きくなるのが大部分でした。

しこりが気になる方には、病巣だけをくりぬく「乳房温存療法」をすすめました。

一方、本物のがんは直径0.1ミリでも転移します。検診で見つけられるのは、直径1センチ前後になってから。病巣をすっかり切り取っても、血液中を始め全身にがん細胞があるので、延命にはつながりません。

Q　大腸がんが肝臓に転移した患者です。主治医から「昔に比べていい抗がん剤があるから、今は余命を2年近く延ばせる。放っておけば余命3カ月だが、抗がん剤で治療をすれば2年生きられる」と説明を受け、治療成績のデータも示されました。それでも抗がん剤は効かないんですか？

A　それは数字のトリックです。
大腸がん肝転移の場合、昔も今も、臨床試験では抗がん剤に延命効果は認められていません。ただ1995年前後から急速にCTなどの検査技術が進み、以前よりもはるかに小さな転移病巣が見つかるようになった。

すると転移がん発見から死亡までの時間が長くなりますから、見かけの余命が延びたように見えます。これを「リード・タイム・バイアス（先行期間の長さによるかたより）」といいます。P57で詳しく解説しているので参考にしてください。

Q　子宮がんの患者です。抗がん剤を投与されたら、明らかに腫瘍は小さくなりました。これは余命が延びたということではないのですか？

A　腫瘍が小さくなったらその分、余命が延びた気がしてうれしい。そのお気持ちは、よくわかります。しかし抗がん剤の本質は「細胞毒」で、正常細胞も痛めつけますから、「腫瘍は小さくなりましたが、寿命も縮みました」となりかねません。世界中の臨床試験で、抗がん剤でしこりが小さくなっても、延命効果は認められていません。

これは子宮がんだけでなく肺がん、胃がん、大腸がん、肝臓がん、乳がん等の、日本人のがんの9割を占める固形がん（かたまりをつくるがん）のすべてに言えます。

また最近、医者たちはPFS（がんが進行しない期間）を盛んに口にします。これはワラにもすがりたい患者さんたちに虚しい期待を抱かせる、まやかしです。がんの進行は止まったように見えても、抗がん剤が体を蝕んでいます。国内外の臨床データを見ると、抗がん剤で「がんが進行しない期間」を延ばしても、延命にはつながっていません。

Q　がんが見つかって治療を受けたあと5年以上生きている人は、「がんもどき」ということですか？

A　がんで「5年生存率」がよく言われるのは、転移があると5年以内に亡くなる患者さんが多いからです。ただ最近は、CTや超音波検査などでがんが小さいうちに見つかるようになり、転移も早く見つかる。その分、患者さんが亡くなるまでの時間が延びて、がんによっては10年生存率をみないとはっきり言えなくなっています。

基本的に5年とか10年生きられて、その時点で転移がなければ「がんもどき」です。

Q　肺がんですでに手術は無理。しかし抗がん剤でがんを小さくすれば、手術ができるかもしれない、と言われました。このやり方で、余命が延びる可能性がありま

すか？

A　それは亡き歌舞伎役者・中村勘三郎さんにも施された方法で「術前化学療法」といい、肺がんその他の固形がんで広く行われています。

しかし、余命はまず延びません。本物のがんなら必ず転移があり、がん細胞が体じゅうにあるので、抗がん剤では治せない。そして抗がん剤の毒性で寿命が縮みます。

また「手術ができない」と言われたがんは、取り除いても必ず再発します。

なぜなら手術の目的は一般に、最初にがんが発見された病巣とリンパ節を取り除くこと。「手術不能」ということは、病巣が周辺の臓器にも浸潤（しみ込むように広がる）などして、取りきれない、という意味です。

そこでいくら抗がん剤を使っても、がん細胞をゼロにはできず、周辺臓器やリンパ節にがん細胞が残る。だから病巣を切り取っても、術後に必ずがんが再発します。僕は万単位のがん患者さんを診ていますが、メスが入ったあとのがんは、勢いが強い。手術をしたあとの再発は大きくなる一方で、小さくなったのは見たことない。

さらに手術には後遺症が付きものですし、勘三郎さんの肺水腫のように、重い合併症を引き起こして死に至ることも珍しくありません。

本物のがんであれ「がんもどき」であれ、固形がんの切除手術は寿命を縮めるリスクのほうが高いので、手術はおすすめできません。

Q 私は数年に1回、大腸のポリープを取る手術をしています。医者に「このまま放っておくとがんになる」と言われているのですが、本当ですか？

A それは治療費を稼ぐためのセールス・トーク。ポリープはがんには移行しません。もし移行するなら、ポリープの頂にがんができて病巣が広がり、それが崩れて進行がんになるはずです。その移行段階の病変が、全く見つかっていないんです。

また「大腸がんは、一見正常な粘膜の部分から急に立ち上がってくる」ことを証明した日本人医師がいます。欧米でも「すべてのポリープを切除しておいても、大腸がんが発生する」ことがわかってきたため、「大腸がんはいきなり発生する」説が、世界で支持されつつあります。

Q　PSA検査（血液中にある、前立腺特有のタンパク質の値を測定する検査）で、前立腺がんが見つかりました。数年前に同じ診断を受けた先輩が「野菜スープでがんが消えた」と教えてくれたのですが、そういうことはありえますか？

A　ありえません。PSA検査で見つかった前立腺がんは、99％「がんもどき」。放っておくと、正常に戻ることも珍しくありません。胃がんや乳がんもしばらく様子を見ると、増大しなかったり、縮小・消滅する「がんもどき」が少なくないんです。ところが野菜スープやサプリメントを始めている人は、「これが効いてPSA値が下がった」と言いだすことになります。

野菜ジュースにも、アガリクスのようなサプリメントにも、がんの成長を遅らせたり、がんを消したりする効果はありません。顕微鏡で病理検査して見つかった本物のがんに「効いた（延命効果が証明された）」食品はないんです。

がんで人が死ぬのは、がん細胞が分裂して増えるから。また、がんは遺伝子（DNA）の病気ですから、分裂スピードは、最初に突然変異したときの遺伝子によって規定されます。どんな方法を使っても、変異遺伝子を元に戻したり、取り除くことはできません。

むしろ野菜に多く含まれるビタミンをはじめ、さまざまな有効成分の中には、多量に摂ると発がん性を高めるものがあると報告されています。

がんについての「～を摂ったら体調がいい」という体験談はすべて、客観的にはなんの根拠にもなりません。効能本にある「効いた」というエピソードは、でっち上げか、そもそも本物のがんではなかったんです。

**Q　ストレスの多い生活をしていると、がんになりやすいというのは本当ですか？
ストレスと余命は関係ありますか？**

A　心理的なストレスが直接、発がんの引き金になったり、余命を左右するとは考えにくいです。いくら神経がいらだっても、その影響で体内のなんらかの物質が変化し、遺伝子を傷つけないと、がんは生まれないからです。逆に「よく笑う人はがんにならない」などというのも疑問。性格や心理状態が遺伝子を変化させるとは考えにくいからです。
　肉体的なストレス、たとえば排気ガスや放射能にさらされる、喫煙、栄養のかたよりなどは、遺伝子を傷つけたり、細胞の抵抗力を弱める原因になる。だから、発がんをうながしたり、余命を縮める原因になります。

　ストレスから暴飲暴食をしたり、チェーンスモーカーになると、それは遺伝子を傷つける原因になるので、間接的に発がんをうながしたり、余命を縮めるということはありえますね。

付録

「がん」に関するアンケート結果

「がん」に関するアンケート結果一覧

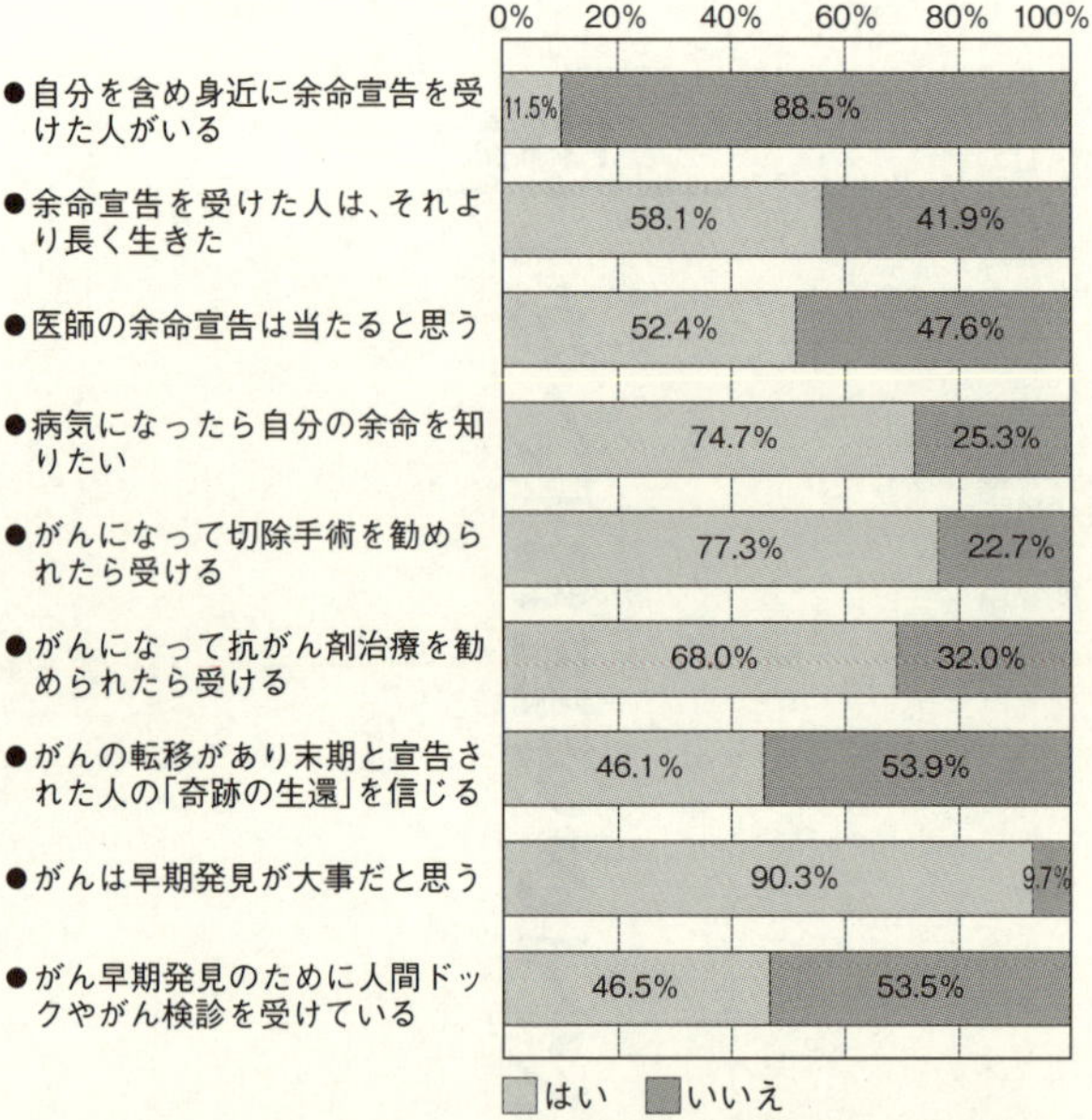

弊社調べ（269人にネットアンケートを実施）

●「余命3カ月」と宣告されたら、死ぬまでにしたいこと

（　）内は回答数/総回答数269

旅行（76）
身辺整理（53）
普段通りの生活を送る（29）
家族と過ごす（16）
友人、知人に会いにいく（12）
先進医療を試す（11）
おいしいものを食べる（10）
その他（趣味を楽しむ、緩和ケアを受けるなど）（62）

・【アンケート回答実例】

「余命3カ月」と宣告されたら 死ぬまでにしたいこと

思い出の
場所をめぐる
50代男性

娘に
あらゆる家事を
教える
40代女性

**静かに
本を読む**
60代男性

エッチしたい
30代男性

子どもと1日中
一緒にすごす
20代女性

家族に迷惑を
かけないように
身のまわりの整理
50代男性

**自宅でのんびり
過ごしたい**
40代女性

妻と小旅行
40代男性

毎日好きな
ものを食べる
40代女性

お金がかかっても
先進医療
50代女性

**3カ月
ごろごろする**
30代男性

●「がん」のイメージを漢字1文字で表してください

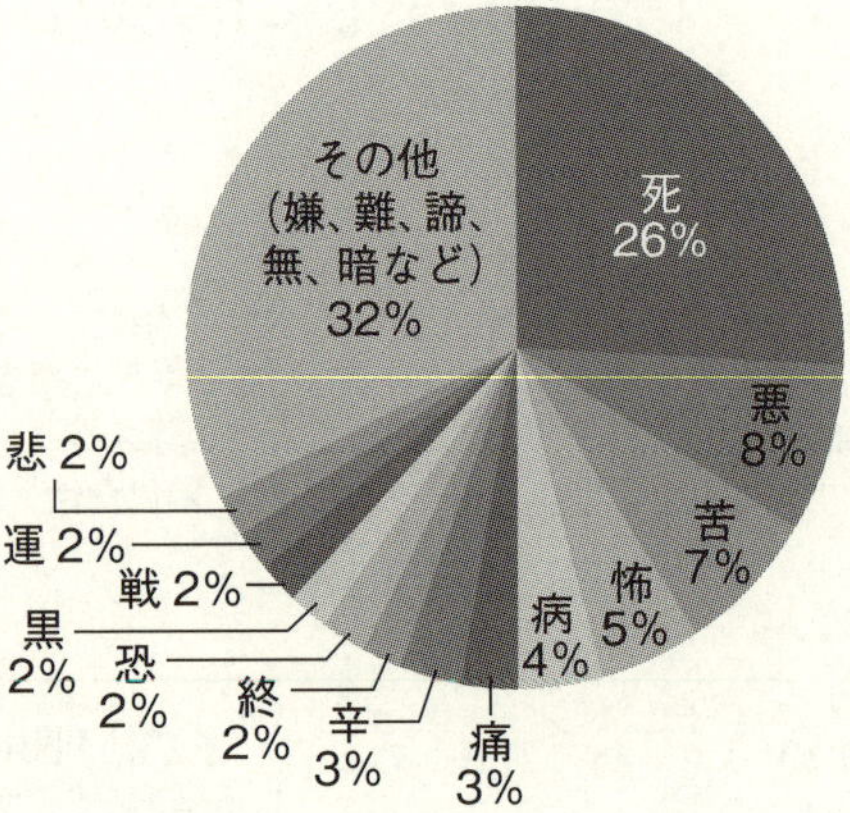

●どんなに医療が進歩しても
がん死が減らないのはなぜだと思いますか
（ ）内は回答数/総回答数269

医療の進歩が足りない（56）
食生活や生活習慣のため（37）
早期発見が難しいから（32）
わからない（29）
高齢者が増えたから（27）
ストレス社会だから（24）
寿命だから（22）
その他（遺伝、環境汚染など）（42）

•【アンケート回答実例】

どんなに医療が進歩しても
がん死が減らないのはなぜだと思いますか

がん以外の原因で
死ぬ人が減っているから、
がん死が増えているように
感じるのでは？
50代女性

不治の病だから…？
40代女性

**検診が機能
していない**
30代男性

細胞の問題
40代男性

食生活の問題
ではないかと
思う
40代男性

ある程度の
年齢になれば
誰でもがんに
なるから
30代女性

**生活習慣の
欧米化**
40代男性

**寿命が延びて
高齢になって
いるから**
60代男性

がん検診を
うけていないから
70代男性

現代人には
ストレスが多いから
40代女性

**ついつい手遅れに
なる人が多いから**
50代女性

おわりに

患者さんの余命を、僕が数カ月の幅で判断できるのは、「あと1カ月」と思われるとき。肺、肝臓、脳などの重要臓器ががんに侵され、呼吸がつらくなったり、黄疸が出たり、眠っている時間が長くなります。

体力もがんに負けて、ほとんど車椅子を使われています。

1カ月に1度みえる方とは、今生《こんじょう》のお別れになるかもしれない。患者さんご自身も、多くはそのことを悟られています。

診察を終えると、僕はいつものように次回の予約を入れます。そして「また、いらっしゃい」と言いながら、患者さんの目を見て、右手をさし出します。

握手すると互いの手のぬくもりが、肌の温かみが、ずっと記憶に残る気がするから。

とても口では言えないので、心の中でこう伝えます。

「この次は、もういらっしゃれないかもしれません。あなたに会えてよかった。診察で会うだけでしたが、得るものがあって、いつも楽しかった。あなたは、すてきな患者さんでした。僕が生きている限り、あなたのことを決して忘れません」

その声が聞こえたように、涙ぐむ方もいます。でも多くはふつうにあいさつをして、さりげなく帰っていかれます。

「あ、まずいな」とつぶやいた方もいました。しかし彼はそれから何回か、外来にみえました。僕の判断より、2カ月以上も長生きされたのです。

がんという病気は、手術や抗がん剤で体を痛めつけなければ、最後まで比較的、頭がはっきりしているし、痛みもコントロールでき、体もわりと動きます。

対処を間違えなければ、自分らしく人生をしまえる病気だと思います。

長く一緒に暮らしてきた男性と、ホスピスで挙式した方がいました。医者に付き添ってもらう「パリへの最期の旅」を企画し、出発当日、機内で亡くなった方もいました。

急に衰弱した40代の女性は、ご主人に体を支えられながら「私はもうすぐ死ぬの？先生とも、もう会えないんですか？　死にたくない。死ぬのはこわい」と、泣きじゃくりました。同じ身の上になったら、僕も「死にたくない」と泣き叫ぶのかもしれない。

「最後の一葉」という、オー・ヘンリーの短編があります。

死の床にある女性が晩秋、窓の外でツタの葉がしきりに散っていくのを見て、「最後の一葉が落ちたとき、私の命も終わる」とつぶやきます。

それを耳にした老画家は、嵐の夜、ハシゴと画材を外に持ち出します。肺炎の身で、冷たい雨風に打たれながら、外壁のレンガに1枚の葉っぱを描き上げ、力尽きます。

その絵はだれの目にも、枝に最後までしがみついている一葉に見えました。

「いつか傑作を描く」という生涯の夢を、老画家は、命を賭けてかなえたのです。

嵐の夜を生き延びた「最後の一葉」に力を得て、女性は息を吹き返します。

最後の一葉は「意志」であり、「希望」です。

人間には、はかりしれないエネルギーが秘められています。

全身に転移したがんが消える確率は、10万にひとつか二つ。

僕もまだ、進行がんの死の淵からよみがえった人を、見たことがありません。

しかし進行がんを抱えて、10年を超えて生きた患者さんは、たくさん知っています。

余命のことなんて、実のところ、だれにもわからない。

人はみな、死というゴールに向かって歩む、か弱き存在です。

そのゴールは、ずっと先だと思っていたら、足下にあるかもしれない。
逆に、もはやこれまでと思った瞬間、10万分の1の奇跡が起きるかもしれません。
だれが先に逝くかわからないから、命ある今が輝く。
お互い、今日一日を、大切に生きましょう。
嵐の夜にも、決して希望を失わないで。

近藤　誠

近藤《こんどう》 誠《まこと》

1948年生まれ。73年、慶應義塾大学医学部卒業。

同年、同大学医学部放射線科入局。

79～80年、米国へ留学。83年より同大学医学部放射線科講師。

がんの放射線治療を専門とし、乳房温存療法のパイオニアとして知られる。

患者本位の治療を実現するために、医療の情報公開を積極的にすすめる。

抗がん剤の毒性、拡大手術の危険性など、がん治療における先駆的な意見を、一般の人にもわかりやすく発表し、啓蒙を続けてきた功績をたたえられ、2012年「第60回　菊池寛賞」を受賞。

著書に『患者よ、がんと闘うな』『がん放置療法のすすめ』『成人病の真実』（以上、文藝春秋）、『よくない治療、ダメな医者から逃れるヒント』（講談社）、『どうせ死ぬなら「がん」がいい』（共著、宝島社）、『医者に殺されない47の心得』（アスコム）ほか多数。

近藤誠がん研究所・セカンドオピニオン外来
http://kondo-makoto.com/

ベスト新書
401

「余命3カ月」のウソ

二〇一三年四月二〇日　初版第一刷発行
二〇一三年六月一〇日　初版第六刷発行

著者◎近藤　誠

発行者◎菅原　茂
発行所◎KKベストセラーズ
東京都豊島区南大塚二丁目二九番七号　〒170-8457
電話　03-5976-9121（代表）　振替　00180-6-103083

装幀フォーマット◎坂川事務所
印刷所◎近代美術株式会社
製本所◎株式会社積信堂
DTP◎株式会社三協美術

ISBN978-4-584-12401-7 C0247

ベスト新書　好評既刊

老いに克つ百寿の生き方
白澤卓二
ISBN978-4-584-12331-7
定価／本体七二四円＋税

「百歳を超えてなお現役」な、元気なご長寿＝百寿者の生き方には、ヒントがいっぱい！　誰もが持っている「長寿遺伝子」を目覚めさせる、シンプルな習慣と毎日の食事とは？　老いと病気に脅かされない究極の人生論。

「砂糖」をやめれば10歳若返る！
白澤卓二
ISBN978-4-584-12380-5
定価／本体六八六円＋税

最初に白米にお箸をつける、週1回はラーメンを食べる、メロンパンをランチにする…なんてあなたは、立派な〝中毒〟患者かも。脳と体を危険にさらすのは、こんな一見ごく普通の食生活なのです。

断捨離エイジング　ひき算の効用
やましたひでこ
ISBN978-4-584-12355-3
定価／本体八〇〇円＋税

「断捨離エイジング」とは、「自然に、素敵に、ごきげんに年を重ねる生き方」へのお誘い。新・片づけ術である断捨離をベースに、どうやったら若々しく、瑞々しく年を重ねていくことができるのか？　その実践法を具体的に紹介する。

老化を防ぐ！　毒出しの秘方
蓮村誠
ISBN978-4-584-12351-5
定価／本体八〇〇円＋税

いくつになっても「頭」も「体」も若々しく元気に！　そのためには、「いま」「この瞬間」が大切。老化が引き起こす〝不調〟がぐっと楽になる〝アーユルヴェーダ〟の考え方・生活スタイルとは？

楽々往生　老いを輝かせる12の心得
帯津良一
ISBN978-4-584-12340-9
定価／本体七六二円＋税

日本人の平均寿命が伸びるにつれ、長くなってきた「老後」。誰もが人生最後のステージを輝かせ、潔く旅立ちたい。多くの患者に寄り添い、様々な形の「旅立ち」を見送ってきた医師が本音で語る、老いてこそ得られる智恵。

ベスト新書　好評既刊

うつな気分が治る食べ物、生き方
石原結實
ISBN978-4-584-12306-5
定価／本体六八六円＋税

年々増加する「うつ病患者」の原因は、昨今の食生活にあった！　うつと食事、体の冷えの関係を丁寧に解き明かし、予約3年待ちの名医が自ら実践する「うつをなくす」生活習慣を伝授。

病気を治す食べ方、食べ物
石原結實
ISBN978-4-584-12133-7
定価／本体七二〇円＋税

「医食同源」という言葉のとおり、食べ物は病気を癒す！　食べ方、食べ物に気を配れば、病気は未然に防ぐことができるのだ。少食のすすめ、生姜のすすめ、ニンジンジュースのすすめなど、著者の原点ともいえる一冊。

危ない薬の見分け方
浜　六郎
ISBN978-4-584-12162-7
定価／本体六九五円＋税

タミフルは本当に安全なのか。なぜ厚労省は販売を一時禁止にして徹底的な調査をしないのか。国民の健康を食い物にして利益をあげる製薬会社と癒着する恐るべき薬事行政の不条理を暴き、対処法を伝授する。

いつも元気な人の100の習慣
米井嘉一
ISBN978-4-584-12336-2
定価／本体七四三円＋税

名医が教える100の健康法！　食事ではフルーツから先に食べる、夜は真っ暗にして寝るなど、ちょっと気にかけるだけでも、あなたの体は若々しくよみがえります。無理なく、飽きなく、継続可能な習慣術が満載の一冊。

元気に老いる「腸」健康術
松生恒夫
ISBN978-4-584-12375-1
定価／本体七六二円＋税

美も健康も、その秘訣は腸にあった！　食事、ストレス、アンチエイジング……腸の免疫を上げられる生活習慣改善プログラムとは？　4万人を内視鏡で見てきた腸の専門医が元気に老いるための健康術を紹介。